Entwicklung eines Prozeßmodells
zur sekundären Gesundheitsprävention

Europäische Hochschulschriften
Publications Universitaires Européennes
European University Studies

**Reihe VI
Psychologie**

Série VI Series VI
Psychologie
Psychology

Bd./Vol. 613

PETER LANG
Frankfurt am Main · Berlin · Bern · New York · Paris · Wien

Ulrike Schmüser

Entwicklung eines Prozeßmodells zur sekundären Gesundheitsprävention

Der Anfang einer Evaluation

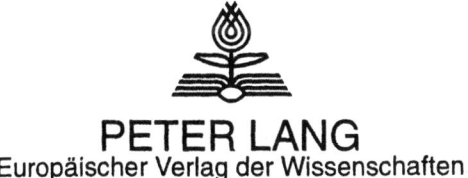

PETER LANG
Europäischer Verlag der Wissenschaften

Die Deutsche Bibliothek - CIP-Einheitsaufnahme

Schmüser, Ulrike:

Entwicklung eines Prozeßmodells zur sekundären
Gesundheitsprävention : der Anfang einer Evaluation / Ulrike
Schmüser. - Frankfurt am Main ; Berlin ; Bern ; New York ;
Paris ; Wien : Lang, 1998
 (Europäische Hochschulschriften : Reihe 6, Psychologie ;
Bd. 613)
Zugl.: Hamburg, Univ., Diss., 1998
ISBN 3-631-33317-X

D 18
ISSN 0531-7347
ISBN 3-631-33317-X

© Peter Lang GmbH
Europäischer Verlag der Wissenschaften
Frankfurt am Main 1998
Alle Rechte vorbehalten.

Das Werk einschließlich aller seiner Teile ist urheberrechtlich
geschützt. Jede Verwertung außerhalb der engen Grenzen des
Urheberrechtsgesetzes ist ohne Zustimmung des Verlages
unzulässig und strafbar. Das gilt insbesondere für
Vervielfältigungen, Übersetzungen, Mikroverfilmungen und die
Einspeicherung und Verarbeitung in elektronischen Systemen.

Die Kunst zu heilen, kann viele Leiden lindern,
doch schöner ist die Kunst, die es versteht,
die Krankheit am Entstehen schon zu hindern.
Max von Pettenkofer (1818-1901)

Inhaltsverzeichnis

A EINLEITUNG 13

1 Die Bedeutung der Prävention in der Allgemeinmedizin 13

2 Ziel der vorliegenden Untersuchung 15

B GESUNDHEITSPRÄVENTION 16

1 Gesundheit und Krankheit 16

2 Prävention im allgemeinen 18

3 Sekundäre Prävention 21

   1 Bedeutung sekundärer Prävention im Rahmen dieser Untersuchung 22

   2 Aktuelle deutsche Forschungsprojekte im Bereich der Prävention,
insbesondere der sekundären Prävention 23
      1 Möglichkeiten sekundär-präventiver Strategien bei Kopf-
und Rückenschmerz 23
      2 Ergebnisse einer teilstationären kardiovaskulären
Sekundärpräventionsmaßnahme 26
      3 Gesundheitsförderung im Dienstleistungsbereich 28
      4 Furchtappellforschung: Stand der Forschung und
Konsequenzen für die Entwicklung präventiver Information 31

4 Das Arzt-Patienten-Gespräch (Der Arzt als Kommunikator) 33

5 Compliance 35

Exkurs: Verhaltensmedizin & Salutogenese

6 Verhaltensmedizin 42

7 Salutogenese 43

C CONCEPTUAL FRAMEWORK 46

1 Konzeptuelle Ziele 48
1 Konzept 48
2 Implementation 49
3 Wirksamkeit 50

D THEORETISCHE ANNAHMEN, AUF DIE DAS PROZESSMODELL AUFBAUT 52

1 Kurt Lewin: Lebensraum 52

2 Roger G. Barker: Behavior Settings 55

3 Gerhard Kaminski: Verhaltensmodifikation 56

E PROZESSMODELL DES PRÄVENTIONSABLAUFS 60

1 Theoretischer Ausgangspunkt 60

2 Meßmodell 66

   1 Individuelle Faktoren 69
     1 Motivation 69
      a. Leistungsmotivation 69
      b. Attribuierungstendenzen 70
      c. Anspruchsniveau 72
     2 Persönlichkeit 72
     3 Streß 72
      a. Streßkonzept 72
      b. Bewältigungsstile 73
      c. Erholung und Belastung 74
      d. life events 76
     4 Subjektive Krankheitstheorien 76
     5 Allgemeine persönliche Daten 77
     6 Intelligenz 77

2 Umwelt Faktoren	78
1 Soziales Netzwerk	78
2 Gruppenzugehörigkeit	78
3 Ökologische Umwelt	79
a. Behavior Setting	79
b. Uri Bronfenbrenner: Ökologische Psychologie	80
c. physikalisch/architektonische Dimension	80
4 Randbedingungen	81
5 Person des Arztes	81
3 Maßnahme	81
1 Vorerfahrung	81
2 Kosten/Nutzen	81
3 Länge der Maßnahme	82
4 Psychosoziales Klima	82
3 Zusammenfassende Darstellung des Modells	82
F ANSATZ FÜR EINE EVALUATION DES MODELLS	**84**
1 Theoretischer Hintergrund	84
1 Evaluationsbegriff	84
2 Eine individuumsorientierte Evaluation	85
2 Untersuchungen	86
1 Hypothesen generierende Gespräche	86
2 Ergebnisse der Befragung	87
3 Befragung zu Präventionsgesprächen	88
1 Vorlauf	88
2 Fragebogen	88
1 Ergebnis	88
3 Anwendung des Fragebogens als strukturiertes Interview	
(Die Bedeutung der modell-relevanten Faktoren aus Sicht der Ärzte)	89
1 Interviewleitfaden	89
2 Auswertung	89

G ERGEBNISSE	90
1 Ergebnisse der geschlossenen Fragen	
(quantitative Auswertung)	90
1 Individuelle Faktoren	90
2 Umweltfaktoren	94
3 Sonstige Ursachen und Randbedingungen	95
4 Compliance	96
5 Heilungserfolg	97
6 Erfolg der Prävention bei spezifischen Krankheitsgruppen	
(Rangreihenbildung)	97
7 Individualität	98
8 Lebensführung	98
9 Sonstiges	98
2 Ergebnisse der offenen Fragen und sonstiger Kommentare	
(qualitative Auswertung)	99
1 Offene Fragen	99
1 Frage D (krankheitsspezifische Ursachen)	99
2 Frage V (erfolgreiche Gespräche)	100
3 Frage VI (Erfolgsfaktoren)	103
4 Frage VIII (individuelle Ausrichtung)	105
2 Sonstige Kommentare der Ärzte	107
3 Zusammenfassung der qualitativen Auswertung	109
H ERGEBNISDISKUSSION UND SCHLUßFOLGERUNGEN	111
1 Ergebnisdiskussion	111
1 Punkte des Prozeßmodells	111
2 Erfolg der Prävention	113
3 Compliance	113
4 Individualität	114
2 Schlußfolgerung und Hinweise für die Praxis	114
I HINWEISE FÜR DIE WEITERE EVALUATION DER	
SEKUNDÄREN GESUNDHEITSPRÄVENTION	116

J ZUSAMMENFASSUNG	117
K AUSBLICK: Gesprächsschulungen	118
1 Inhalte der Kurse	119
1 Zielvereinbarung	119
2 Non-direktive Gesprächsführung mit partnerschaftlichem Gesprächsstil	119
3 Strukturierung des Gesprächs	121
2 Kommunikationsübungen	121
L LITERATURVERZEICHNIS	129
M ANHANG	139
Anhang 1 Fragebogen	141
Anhang 2 Interviewleitfaden	141

A Einleitung

1 Die Bedeutung der Prävention in der Allgemeinmedizin

Prävention und Allgemeinmedizin sind nicht voneinander zu trennen. Der Allgemeinmediziner ist zuständig für die ganzheitliche Betrachtung und für eine Langzeitbetreuung seiner Patienten. Dieses sind wesentliche Voraussetzungen für erfolgreiche präventive Maßnahmen. Der Hausarzt ist für präventives Handeln prädestiniert, weil „der Mensch ... sich nicht aus 35 medizinischen Fachgebieten zusammen (setzt). Er ist ein einheitliches, unteilbares Ganzes im Wechselwirkungsprozeß mit seiner Umwelt über die Zeit" (Gärtner, 1978, S.62). Da ein Allgemeinmediziner seine Patienten oft über Jahre hinweg kennt, „werden ihm die Zusammenhänge zwischen Patientenpersönlichkeit, Lebensschicksal, sozialem Kontext und Krankheit immer deutlicher" (Sturm, 1983, S.41).

Diese ganzheitliche Betrachtung des Patienten kann nur in der Kontinuität einer Langzeitbehandlung stattfinden. „Die inneren Bedingungen der Krankheitsentstehung sind am ehesten aus der Langzeitbeobachtung des Patienten und der integrativen Betrachtung der verschiedenen, neben- und nacheinander ablaufenden Gesundheitsstörungen zu erkennen und zu wichten" (Gärtner, 1978, S. 63). Diese Kontinuität ist für die Prävention von überaus wichtiger Bedeutung. „Der Hausarzt, der 98% seiner Patienten bereits kennt, braucht nicht jedesmal bei Null anzufangen, sondern er spart Zeit, weil er auf frühere Informationen über den Patienten zurückgreifen kann ... Aus krankheitsorientierter Sicht ist Kontinuität ärztlicher Behandlung nicht unbedingt erforderlich, denn Ärzte gleicher Fachrichtung, die über das gleiche Fachwissen verfügen, sind austauschbar. Kontinuität der Krankenbehandlung ist nur dort sinnvoll und ergiebig, wo genauere Informationen über den Patienten erforderlich sind" (Sturm, 1986, S.43).

Und genau das ist es, was für die Prävention so wichtig ist. Ohne genaue Informationen über den Patienten wird keine präventive Maßnahme erfolgreich sein, denn „Hilfeleistungen und Empfehlungen (werden) von den Patienten nur dann angenommen, wenn sie sich mit ihrem alltäglichen Lebenslauf und ihren Wertvorstellungen vereinbaren lassen" (Sturm, 1986, S.40). Vollständige Kenntnis des Patienten wird es nie geben. „Doch langfristige Dokumentation sowie persönliche Erlebnisse und Eindrücke, wie sie für die Allgemeinpraxis typisch sind, erhöhen die Wahrscheinlichkeit richtiger Vorhersagen der Reaktion des Menschen auf natürliche und ärztliche Einflüsse. Mit der Zunahme der Kenntnisse über die Vergangenheit der Patienten nimmt das allgemeinmedizinisch Typische in der Arbeit des Arztes zu, steigt auch die Effektivität jeder Maßnahme - vom Pharmakon bis zum gesprochenen Wort" (Gärtner, 1978, S.63).

Durch die in der ganzheitlichen Betrachtung gewonnenen Kenntnisse der Patienten bekommt jeder Patient seine spezifische Diagnose. Dieses Diagnostizieren wird aber nicht bewußt von den Allgemeinmedizinern gesteuert, sondern „es passiert auf Umwegen über ausgedehnte medizinische Abklärung" (Wick, 1993, S.75). Solche Erkenntnisse lassen sich dann aber schlecht messen, und noch schlechter läßt es sich damit systematisch arbeiten. „Der ältere, langansässige Landarzt machte schon immer Voraussagen über künftige gesundheitliche Ereignisse im Kreis seiner Patienten, deren Treffsicherheit manchen Spezialisten überraschte. Inzwischen ist durch die Entwicklung der Informationstheorie klar geworden, daß dazu keine besondere Genialität nötig ist. Es ist einfach die in der Erfahrung gewachsene Interpretation solcher Informationen, die im Laufe der Zeit in der Allgemeinpraxis zusätzlich anfallen. Durch Forschung und Lehre können solche Erfahrungen früher und breiter nutzbar gemacht werden" (Gärtner, 1978, S.63).

Würde die Prävention in der allgemeinmedizinischen Praxis systematischer betrieben werden, könnten viele Krankheiten verhindert oder zumindest schon im Frühstadium erkannt werden. „Denn mehr als ein Drittel aller gesundheitlichen Behinderungen im Alter sind auf Erkrankungen zurückzuführen, die man durch Vorsorge mildern, wenn nicht sogar hätte verhindern können" (Oesingmann, 1995, S. 359).

2 Ziel der vorliegenden Untersuchung

Das übergeordnete Ziel dieser Untersuchung ist die Evaluation der Prävention, insbesondere der sekundären Prävention, so wie sie in der allgemeinmedizinischen Praxis betrieben wird. Es gilt, den Ablauf präventiver Maßnahmen in einem Prozeßmodell darzustellen, um Ansätze für eine effektivere Gestaltung von Maßnahmen im Rahmen der sekundären Gesundheitsprävention zu bekommen. (Der Begriff der sekundären Prävention wird weiter unten definiert.) Diese Arbeit soll einen Beitrag leisten zum Themenkomplex „sekundäre Gesundheitsprävention", der darin besteht, im Rahmen eines Prozeßmodells auf mehreren Ebenen Faktoren zu untersuchen, die bedeutsam sein könnten für das Erfolgreichsein von Präventionsgesprächen und allgemein präventiven Maßnahmen.

Um diese präventiven Maßnahmen analysieren, verbessern und evaluieren zu können, fehlt es an einem Instrument. Diesen Ansatz für eine Evaluation möchte ich im folgenden ausarbeiten.

B Gesundheitsprävention

1 Gesundheit und Krankheit

Bevor man sich mit Gesundheitsprävention, also mit dem Verhindern von Krankheiten befaßt, muß man definieren, was „gesund sein" oder „krank sein" ist. Wo sind die Grenzen zwischen Krankheit und Gesundheit. Die WHO definiert Gesundheit als den „Zustand des völligen körperlichen, seelischen und sozialen Wohlbefindens und nicht nur das Freisein von Krankheit und Gebrechen" (WHO, 1964). Gesundheit ist hiernach ein Zustand, den wir zu erreichen versuchen. Wichtig ist das Einbeziehen von seelischer und sozialer Gesundheit. Diese ganzheitliche Auffassung von Gesundheit zeigt, wie viele Faktoren einen Einfluß auf die Gesundheit haben. Ob eine Person krank wird ist nicht nur davon abhängig, ob sie zum Beispiel durch Viren infiziert wird. Das eigene Verhalten, der Umgang mit bestimmten Risikofaktoren, spielt eine ausschlaggebende Rolle. „Gesundheit setzt sich demnach aus physischen, psychischen und sozialen Anteilen zusammen, die sich wechselseitig beeinflussen. Gesundheit ist eng mit individuellen und kollektiven Wertvorstellungen verbunden, die sich in der persönlichen Lebensführung niederschlagen. Sie ist ein Balancezustand, der zu jedem lebensgeschichtlichen Zeitpunkt immer neu hergestellt werden muß. Sie ist kein passiv erlebter Zustand des Wohlbefindens, wie die rein körperliche Fixierung des Begriffes der klassischen Medizin nahelegt, sondern ein aktuelles Ergebnis der jeweils aktiv betriebenen Herstellung und Erhaltung der sozialen, psychischen und körperlichen Aktionsfähigkeit eines Menschen. Soziale, ökonomische, ökologische und kulturelle Lebensbedingungen bilden dabei den Rahmen für die Entwicklungsmöglichkeit von Gesundheit" (Hurrelmann, 1988, S. 17). Das eigene Verhalten spielt im Krankheitsgeschehen eine wichtige Rolle und ist für die Prävention sehr bedeutsam. Verhält der Patient sich nicht präventiv durch hohes Risikoverhalten, oder hält eine Interventionsmaßnahme nicht durch, kann auch eine gut vorbereitete Maßnahme nicht zum Erfolg führen. Auf der anderen Seite sind aber auch die aktuellen Lebensbedingungen einer Person zu sehen. Ist eine Person zu einer gegebenen Zeit extremem Streß ausgesetzt oder lebt in sehr ungünstigen Wohnverhältnissen, ist es schwer mit einer präventiven Maßnahme zu beginnen.

Das Verhalten eines jeden trägt also auch zur individuellen Gesundheit oder Krankheit bei (health behavior oder illness behavior). „Mit dem Begriff Gesundheitsverhalten (health behavior) bezeichnet man menschliche Verhaltensweisen, die vor dem Hintergrund medizinischer Erkenntnisse als für deren Gesundheit förderlich oder riskant im Sinne der potentiellen Verursachung von Krankheit bewertet werden können. Der Begriff des Krankheitsverhaltens (illness behavior) bezieht sich auf menschliche Verhaltensweisen in der Auseinandersetzung mit Beschwerden und

Befindlichkeitsstörungen, die als Krankheit interpretiert werden" (von Troschke in: Hurrelmann & Laaser, 1993, S.155). Wie man sich verhält, z.B. wie man mit Belastungen umgeht, kann dazu beitragen, ob man gesund bleibt oder krank wird. Präventives Handeln auf seiten des Arztes muß diesen Punkt im Auge behalten. Der Allgemeinmediziner muß den Patienten lehren, mehr Gesundheitsverhalten zu zeigen.

Die WHO hat hierzu ein Schema erstellt.

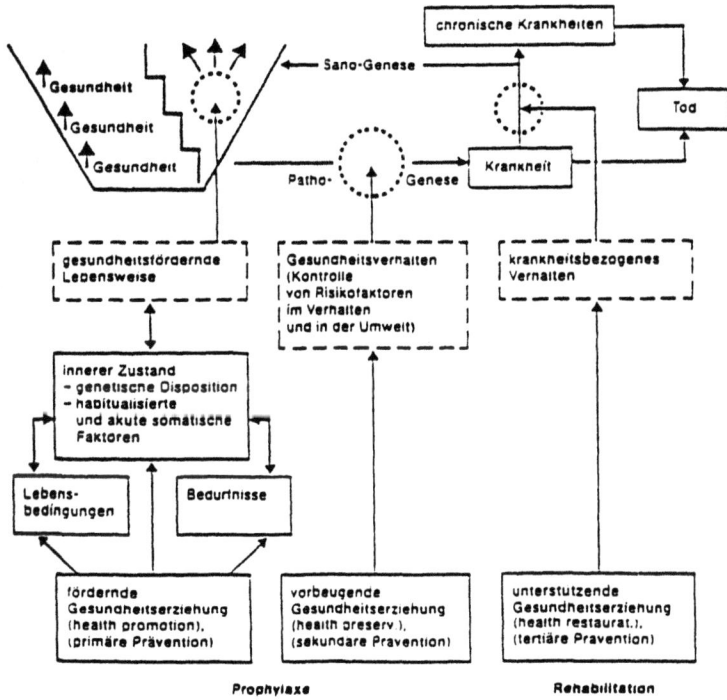

Abb. 1: Gesundheit und Krankheit als Endpunkte patho- und salutogenetischer Prozesse (aus Hurrelmann & Laaser, 1993, S.157)

Man sieht hier, wie die einzelnen angesprochenen Punkte zueinander stehen und entweder zur Gesundheit oder Krankheit führen, je nachdem wie sich eine Person verhält. Eine vorbeugende Gesundheitserziehung führt durch die Kontrolle von Risikofaktoren im Verhalten und in der Umwelt zur Sano-Genese und zur Gesundheit, wenn krankheitsbezogenes Verhalten verhindert werden kann.

2 Prävention im allgemeinen

Bei diesem weiten Thema geht es vor allem darum, Krankheiten entweder erst gar nicht entstehen zu lassen oder ihre Risikofaktoren rechtzeitig zu erkennen und somit Krankheiten vorzubeugen. Es handelt sich um Interventionsmaßnahmen, die ergriffen werden, bevor eine Krankheit ausgebrochen ist. In dem Themengebiet der Prävention/Intervention wird von Verhältnis- und Verhaltensprävention gesprochen. Die verhältnisorientierte Prävention (Gesundheitsförderung im Arbeits-, Wohn-, Erholungs-, Bildungs-, Versorgungsbereich der Bevölkerung) richtet sich vorwiegend auf die noch gesunde Bevölkerung und ist gesamtgesellschaftlich zu sehen. Die Verhältnisse, in denen Menschen leben und arbeiten, sollen verbessert werden. „Nicht Individuen im Sinne von Risikoträgern sollen beeinflußt werden, sondern die Struktur des Angebots gesundheitsrelevanter Produkte oder Dienstleistungen. Objekte, bzw. Zielgruppen dieses Ansatzes sind die Produzenten, bzw. Anbieter oder Verteiler von Produkten. Die „Gemeinde" kommt in diesem Ansatz also als ökonomische Einheit, als „Markt", ins Blickfeld der Interventoren, der „Risikoträger" als mehr oder weniger gesundheitsgerechter „Konsument" (Trojan & Stumm, 1992, S.21). Als Beispiel kann man bestimmte Veränderungen im Lebensmittelangebot oder in der Verpackungsgestaltung von zum Beispiel Zigaretten sehen. Hinzu kommt die Steuerung bestimmter Produkte oder ihre Preisgestaltung (z.B. bei der Vermarktung von Alkohol) (Trojan & Stumm, 1992).

Diesem ökologischen Ansatz stehen Maßnahmen der Verhaltensintervention gegenüber, die in dieser vorliegenden Untersuchung behandelt werden sollen. Diese sind auf das Individuum gerichtet und versuchen, Risikofaktoren und ungünstige Rahmenbedingungen zu verringern. Beide Ansätze sind als komplementär zu betrachten. „Mit diesem Begriff (Prävention/ Intervention) sind alle gezielten Veränderungen von sozialen Verhältnissen gemeint, die auf eine Beeinflussung der Gesundheit bzw. des Gesundheitsverhaltens von Menschen durch Veränderung seiner Rahmenbedingungen zielen. Zugleich sind hiermit auch alle direkten (u.a. auch verhaltensmedizinischen) Angebote für die Einleitung von Verhaltensänderung beim Einzelnen gemeint" (Laaser, Hurrelmann & Wolters in: Hurrelmann & Laaser, 1993, S. 178). (siehe auch Exkurs über Verhaltensmedizin)

Da die meisten Krankheiten schon früh in der Lebensgeschichte einer Person ihren Anfang haben, gilt es diese rechtzeitig zu erkennen, zu verhindern und ihre Risikofaktoren auszuschalten. „Es handelt sich hier um „Risikofaktoren", die weitgehend verhaltensbedingt sind, also potentiell in der Kontrolle des handelnden Individuums. Allerdings liegen den Risikofaktoren Verhaltensmuster zugrunde, die voll in die gewohnheitsmäßigen Muster eines soziokulturellen Lebensstils eingebettet und durch die jeweilige Lebenslage geformt sind" (Hurrelmann & Laaser, 1993, S.6). Dies bedeutet, daß volle Gesundheit ohne Mitarbeit der Patienten nicht erreichbar ist. Die Einzigartigkeit eines Menschen muß beim präventiven Handeln berücksichtigt und die individuelle Ausgangslage einbezogen werden. Präventive Maßnahmen sollen dort einsetzen, wo eindeutige Verhaltensauffälligkeiten oder Krankheitszeichen noch nicht aufgetreten sind.

Die WHO teilt die Prävention in drei qualitativ unterschiedliche Bereiche ein: die primäre, die sekundäre und die tertiäre Prävention. Bei der primären Prävention geht es um das Verhindern von Krankheiten bevor es Krankheitsanzeichen gibt. Caplan und Grunebaum (1967) schreiben dazu: „Primary prevention aims at reducing the incidence of new cases of mental disorder and disability in a population. Efforts are focused both on modifying the environment and strengthening individual capacities to cope with the situation" (Caplan & Grunebaum, 1967, S. 331). Es handelt sich um die Risikoreduktion vor Krankheitsbeginn. Hierbei wird versucht, die Umwelt positiv zu beeinflussen, zu gestalten und auch die individuellen Bewältigungsstrategien zu stärken. „Primäre Prävention stößt aber immer wieder auf besondere Probleme. Die Motivation der Zielgruppe, individuelle Verhaltensänderung und umweltbezogene Veränderungen zu initiieren, ist eng begrenzt, weil die positiven Konsequenzen in der Zukunft liegen und somit wenig direkten Verstärkerwert haben" (Kröner-Herwig, Frettlöh & Fritsche, 1995, S.178).

Durch die Probleme der primären Prävention kommt der sekundären Prävention große Bedeutung zu. Sie versucht, nach Cowen (Cowen, 1983, S. 11), „to keep less severe psychological disorders from becoming prolonged and debilitating, that is to shorten the duration and lessen the negative consequences of early-identified disfunctions. There are two distinct pathways to secondary prevention: (1) identify prodomal signs of serious disorder early, so that prompt effective steps can be taken to avert dire psychological consequences, and (2) identify signs of dysfunction as soon as possible in a person's (child's) life history and use the best available tools to short-circuit later, more serious problems". Hierbei geht es um das Verhindern von Krankheiten, wenn eindeutige Risikofaktoren in der Umwelt oder in der Person zu identifizieren sind.

Die tertiäre Prävention setzt ein, wenn eine Krankheit bereits existiert und ausgebrochen ist. Dies ist streng genommen keine Krankheitsprävention, sondern eher eine korrektive, kurative oder rehabilative Intervention.

Hurrelmann (Hurrelmann, 1988, S. 175) faßt diese Punkte in einem Schaubild zusammen. Diese Abbildung zeigt, wo bei welchem Krankheitstadium welche Präventionsform einsetzt. Sie enthält auch noch die rehabilitative Intervention, die als zweite Stufe der korrektiven Intervention eingeordnet wird. Diese Intervention setzt ein, wenn das auffällige Verhalten sich verfestigt oder verstärkt hat.

Stufen in der Entstehung und Entwicklung von auffälligem Verhalten	Stufen und Ansatzpunkte der Intervention
Stufe 1: Soziale Anforderungen und Schwierigkeiten des Statusübergangs werden akut	Erste Stufe von präventiver Intervention (prim. Präv.)
Stufe 2: Risikofaktoren für auffälliges Verhalten werden erkennbar	Zweite Stufe der präventiven Intervention (sekundäre Prävention)
Stufe 3: Verschiedene Formen und Symptome von auffälligem Verhalten werden sichtbar	Erste Stufe der korrektiven Intervention (kurative/remediale Intervention)
Stufe 4: Verfestigung und Verstärkung des auffälligen Verhaltens tritt auf	Zweite Stufe der korrektiven Intervention (rehabilitative Intervention)

Abb. 2: Stufen in der Entwicklung von auffälligem Verhalten und entsprechende Formen und Ansatzpunkte der sozialen Intervention (aus Hurrelmann, 1988, S. 175)

3 Sekundäre Prävention

Es sind also zwei Arten von Prävention zu unterscheiden. Die kurative, rehabilitative Prävention ist streng genommen keine Prävention, denn die Krankheit ist schon vollständig ausgebrochen bevor diese Intervention einsetzt.

In der vorliegenden Studie geht es um Maßnahmen, die sich auf bereits erkennbare Risiken für das Entstehen von Krankheiten beziehen, die „sekundäre Prävention". Die sekundäre Prävention kümmert sich um das Auffinden, also Diagnose, und das Behandeln von Störungen, bevor eindeutige Krankheitsanzeichen zu identifizieren sind, also die Krankheitsfrüherkennung. Erste Krankheitsanzeichen, auch in Form von Risikofaktoren sind präsent, und es gilt zu verhindern, daß die Krankheit ernsthaft ausbricht. „Hier geht es darum, durch Stärkung personaler und sozialer Ressourcen die erwartbaren Wirkungen der 'Risikofaktoren' zu mindern, um die Wahrscheinlichkeit des Entstehen von auffälligem Verhalten zu verkleinern. Es handelt sich in diesem Sinn um Maßnahmen, die einer mit hoher Wahrscheinlichkeit sich abzeichnenden Entwicklung zu auffälligen Verhalten vorgreifen" (Hurrelmann, 1988, S. 176). Der wichtigste Punkt bei der sekundären Prävention sind die schon vorhandenen Risikofaktoren, die es aufzufinden gilt, um sie danach zu bekämpfen. Diese Risikofaktoren muß man frühzeitig erkennen, am besten schon, bevor Krankheitsanzeichen zu identifizieren sind. „Das Konzept geht von der, auch der Primärprävention zugrundeliegenden Erkenntnis aus, daß die Gefahr der Entwicklung vor allem chronischer, und dann meist nicht mehr heilbarer Erkrankungen sich oft lange vor dem Auftreten wahrnehmbarer Symptome ankündigt, in Form von Belastungserleben, Befindungsstörungen, gesundheitlichem Risikoverhalten und/oder medizinischen Befunden ohne Symptomatik" (Hurrelmann & Laaser, 1993, S. 332). In der ärztlichen Praxis muß also eine sehr detaillierte Diagnostik zum Auffinden dieser Risikofaktoren betrieben werden. Es dürfen nicht nur die äußerlichen medizinischen Symptome behandelt werden, sondern ein Arzt sollte nach dem allgemeinen Befinden, vorhandenen Belastungen und gesundheitlichen Risikofaktoren fragen. Die wichtige Frage, die man sich hierbei stellen muß, ist, wie man möglichst früh erkennen kann, ob eine Person erkrankt, und wie man diesen Prozeß stoppen, verhindern, oder rückgängig machen kann.

Die Probleme mit den meisten Früherkennungsprogrammen im Bereich dieser sekundären Prävention sind (nach Hurrelmann und Laaser, 1993, S. 335):

„- Kluft zwischen diagnostischen Möglichkeiten und therapeutischen Fähigkeiten der Medizin; Unterrepräsentierung von gefährdeten Gruppen bei der Inanspruchnahme entsprechender Früherkennungsuntersuchungen; - (teilweise methodisch bedingte) systematische Überschätzung des Behandlungserfolgs; - Wirksamkeitsabschätzungen unter atypischen Bedingungen (vor allem bei Kontrolle von Langzeittherapien); - Gefahr von Fehldiagnosen, vor allem bei seltenen Krankheiten (falsch positive Befunde);
- Unterschätzung des medizinischen und organisatorischen Aufwands und Überschätzung des Ausmaßes der Krankheitsverhinderung (vor allem bei Routine- Vorsorgeuntersuchungen);
- Unterschätzung der Nebenwirkungen bei prophylaktischer Behandlung; - Überschätzung der Effektivität der medizinischen Untersuchung im Hinblick auf gesundheitlich wünschbare Verhaltensänderung; - Unterschätzung der Früherkennungskapazität der ärztlichen Versorgung auch ohne Früherkennungsprogramme; - Kosten der Früherkennungsprogramme 'pro verhindertem Fall' werden selten mit alternativen Möglichkeiten der Risikosenkung/Prävention in Beziehung gesetzt".

Die wichtigsten Punkte dieser Aussage sind die schlechte Diagnostik, die betrieben wird, die Überschätzung von Laborwerten und medizinischer Untersuchungen und die Unterschätzung der Früherkennungskapazität der ärztlichen Versorgung ohne Früherkennungsprogramm. Aufgrund dieser Annahme könnte es nämlich passieren, daß eine Früherkennung von Risikofaktoren, auch durch mangelnde Diagnostik, erst gar nicht in der Allgemeinenpraxis betrieben wird.

1 Bedeutung sekundärer Prävention im Rahmen dieser Untersuchung

Der sekundären Prävention, definiert als Krankheitsfrüherkennung und Risikofaktorenbekämpfung, kommt eine erhebliche Bedeutung zu, denn durch das Vorhandensein bestimmter Risikofaktoren ist eine Person auf dem Wege zum späteren „krank sein". Dieses muß durch das Bekämpfen von Risikofaktoren verhindert werden. „Alle Maßnahmen der Verbesserung des persönlichen Wohlbefindens, der Handlungskompetenz und des Selbstwertgefühls einer Person, und alle Maßnahmen der Verbesserung der sozialen Lebensbedingungen in materieller und immaterieller Hinsicht, sind von grundlegender Bedeutung für den gesamten Prozeß gelingender oder mißlingender Sozialisation ... Sie sind auch kostenmäßig für jede Gesellschaft die idealen Investitionen, denn nachweisbar sind später einsetzende Behandlungs-, Heilungs-, Therapie- und Kontrollkosten, die bei verfestigten Abweichungen und Beeinträchtigungen und ihren Folgewirkungen entstehen, um ein Vielfaches höher"

(Hurrelmann, 1988, S.178). Schon allein der Kosten wegen, müßte sekundäre Prävention ein fester Bestandteil jedes Arztbesuches sein.

Die Prävention von ernsthaften Erkrankungen spart eine Unsumme an späteren Behandlungskosten. Hinzukommt natürlich die verbesserte Lebensqualität des Menschen, wenn er gar nicht erst ernsthaft erkrankt. Daher ist dann auch die Frage des Einhaltens von empfohlenen Maßnahmen von überaus wichtiger Bedeutung.

Es gibt diverse Modelle über Krankheitsverhalten oder über das Einhalten von Maßnahmen (siehe Abschnitt B5, Compliance), aber keine Ansätze zur effektiveren Gestaltung von präventiven Maßnahmen. In der Literatur sind zum Thema „Prävention" hauptsächlich Studien zu finden, die mit Gruppenvergleichen arbeiten, also Gruppen, die verschiedenen treatments ausgesetzt sind (siehe z.B. Leventhal & Watts, 1965 und Leventhal, Singer & Jones, 1965). Im Grunde genommen geht es darum, ob die Maßnahme erfolgreich ist oder nicht, oder welches treatment zum Erfolg geführt hat. Es gibt Gruppenergebnisse, aber keine Information darüber, bei welchen Individuen die Maßnahme am erfolgreichsten war. Es wird selten Individuen-orientiert analysiert oder evaluiert, obwohl schon 1965 Leventhal & Watts darauf hinweisen, daß individuelle Unterschiede möglicherweise etwas mit inkonsistenten Befunden zu tun haben könnten. „A closer examination of the studies suggests that differences in personality among Ss sampled may be responsible for the contradictions" (Leventhal & Watts, 1965).

2 Aktuelle deutsche Forschungsprojekte im Bereich der Prävention, insbesondere der sekundären Prävention

1 Möglichkeiten sekundär-präventiver Strategien bei Kopf- und Rückenschmerz

Das Projekt, „Möglichkeiten sekundär-präventiver Strategien bei Kopf- und Rückenschmerz", ist entstanden durch die Zusammenarbeit der Landesvertretung Nordrhein-Westfalen der Techniker Krankenkasse und der Abteilung für Klinische Psychologie der Universität Düsseldorf. Adressaten des Programms waren kopf- und rückenschmerzbetroffene Personen, bei denen sich eine Störung noch nicht chronifiziert hatte. Die Projektleiter wählten eine sekundäre Präventionsmaßnahme, weil solche gegenüber den primären Präventionsprogrammen bei dieser Zielgruppe in der Vergangenheit mehr Erfolg hatten (Linton, 1987).

Zielrichtung des Programms war es, die Selbstmanagement- Ressourcen von schmerzbetroffenen Menschen zu stärken, „so daß sie einer weiteren Beeinträchtigung durch ihre Schmerzsymptomatik entgegenwirken können. Darüber hinaus sollen sie in die Lage versetzt werden, das Gesundheitssystem weniger in Anspruch zu nehmen und in Zukunft besser zwischen förderlichen und wenig erfolgversprechenden oder sogar potentiell schädigenden Angeboten der Schmerztherapie differenzieren zu können" (Kröner-Herwig et al., 1995, S.179).

- Wissenserwerb über das „bio-psychosoziale Schmerzmodell" und Integration dieses Modells in die subjektive Schmerztheorie der Patienten.
- Vermittlung von Wissenszuwachs über die Möglichkeiten psychophysiologischer Methoden der Schmerzeindämmung (Entspannung, Bewegungsausgleich etc.) und erster Anwendungserfahrung, sowie Motivationsförderung für die Vertiefung der Techniken außerhalb des Kurses (Besuch von Entspannungstrainings und Sportgymnastik etc.).
- Einübung in die Beobachtung und Analyse der auslösenden und aggravierenden Faktoren des eigenen Schmerzgeschehens.
- Vermittlung von Wissen bezüglich der Bedeutung von Aufmerksamkeitszuwendung und katastrophisierenden Kognitionen für die Beeinträchtigung durch Schmerz sowie Übungen zur Analyse und Veränderung dieser Prozesse.
- Hilfestellung bei der Analyse der eigenen Einstellung zu Krankheit und Gesundheit und deren Folgen für das eigene Verhalten und Erleben.
- Vermittlung von Wissen über Risiken bei der Inanspruchnahme des Gesundheitssystems und Berücksichtigen dieser Risiken bei eigenen Behandlungserwartungen und -entscheidungen.
- Vermittlung von Wissen über Institutionen und Organisationen, die schmerz-therapeutische Angebote machen oder bei der Entscheidung über Maßnahmen der Schmerztherapie hilfreich sein können (Orientierung in der Region).
- Festigung der Überzeugung, daß der Betroffene durch sein eigenes Verhalten die Beeinträchtigung durch die Schmerzbelastung verringern kann und damit einer Chronifizierung am besten entgegenwirkt.

Abb. 3: Zielsetzung des sekundär-präventiven Programms
(aus Kröner-Herwig et al., 1995, S.179)

Das durchgeführte Trainingsprogramm ist generell als wirksam zu bezeichnen. Die gesteckten Ziele werden sogar schneller erreicht als ein viel länger dauerndes Therapieprogramm (Basler & Herwig, 1995).

Tab. 1: Fragebogen zum Training: Items sowie Anzahl und Prozentsatz positiver Bewertungen (Skalenwerte 1 bis 3) (aus Kröner-Herwig et al., 1995, S.181)

Item	Kopfschmerz		Rückenschmerz	
	n	%	n	%
A *Veränderung durch das Training*				
Schmerzen	14	53.8%	13	46.4%
Beeinträchtigung durch die Schmerzen	21	80.8%	14	50.0%
Bewußte Abwägung der Medikamenten Einnahme	23	88:5%	8	28.6%
Menge der Schmerzmitteleinnahme	20	76.9%	9	32.1%
Körperliches Befinden	18	69.2%	17	60.7%
Stimmung	20	76.9%	15	53.6%
Wissen um psychische Aspekte des Schmerzes	20	76.9%	17	60.7%
Abwägung von Arztbesuchen	11	42.3%	10	35.7%
Eigenverantwortung im Umgang mit Schmerz	24	92.3%	17	60.7%
Aktivitäten	17	65.4%	12	42.9%
B *Trainingsanfang*	25	96.2%	20	71.4%
C *Nützlichkeit von Trainingselementen*				
Informationen über Schmerzentstehung	19	73.1%	20	71.4%
Informationen über Schmerztherapie	23	88.5%	20	71.4%
Übungen	24	92.3%	20	71.4%
Gespräche in der Gruppe	24	92.3%	20	71.4%
Auseinandersetzung mit sich selbst	23	88.5%	20	71.4%
D *Trainerbeurteilung*				
Fachliche Kompetenz	26	100%	22	78.6%
Persönlicher Umgang	26	100%	23	82.1%
E *Diverse Inhalte*				
Zukünftige Anwendung des Gelernten	25	96.2%	23	82.1%
Empfehlung des Trainings an andere	26	100%	19	67.9%
Erwartungsentsprechung	23	88.5%	12	42.8%
Bereitschaft zur Teilnahme an psychol. Therapie	14	53.8%	16	57.1%

Das Training insgesamt wird von fast allen Teilnehmern für gut befunden. 71% der Teilnehmer würden wieder an einem Training teilnehmen, 60% würde das Training anderen schmerzbetroffenen Personen „sehr empfehlen". Das Schmerzproblem selbst wird nur geringfügig verbessert, sehr viel größer werden Veränderungen der subjektiven Beeinträchtigung aufgrund des Schmerzes gesehen. 67.3% fühlen sich nach dem Training weniger von ihren Schmerzen beeinträchtigt. Auch ist die körperliche Verfassung, die Stimmung und das Aktivitätsniveau der Teilnehmer verbessert. Hinzukommt, daß die eingenommene Schmerzmittelmenge gesunken ist. Am nützlichsten fanden die Teilnehmer: die Übungen (Rollenspiele), Anleitung zur Selbstreflexion, Gespräche mit anderen Teilnehmern und Informationen über die Schmerzentstehung sowie über neue Methoden und Institutionen der Schmerztherapie. Es werden also insgesamt durchweg positive Ergebnisse erzielt. Auch die psychometrischen Skalen zeigen hoch signifikante Veränderungen nach der Präventionsmaßnahme. Die Beeinträchtigungen nehmen ab und die Schmerzbewältigungskompetenzen nehmen zu.

Insgesamt ist dieses Programm als wirksam zu bezeichnen, außerdem erzielt es schneller Veränderungen als ein aufwendiges Therapieprogramm und hat eine hohe Akzeptanz bei dem Teilnehmern. Die Projektleiter meinen trotzdem, daß eine uneingeschränkte positive Bewertung verfrüht ist, denn die langfristige Wirksamkeit des Programms ist nicht geklärt, und das Programm sollte unter „normalen Praxisbedingungen" getestet werden (Kröner-Herwig et al., 1995).

2 Ergebnisse einer teilstationären kardiovaskulären Sekundärpräventionsmaßnahme

Die Fachklinik für Herz- und Kreislaufkrankheiten der LVA Rheinland Pfalz, Bad Münster am Stein, führte eine Evaluation ihrer 3½ wöchigen teilstationären Präventionsmaßnahme durch.

Die Maßnahme hatte zum Ziel, das koronare Herzerkrankungsrisiko zu verringern. Es wird hier versucht, den Lebensstil der Patienten positiv zu beeinflussen und dadurch die Risikofaktoren zu verringern. „Über die positive Beeinflussung der Risikofaktoren durch eine Umstellung des Lebensstils und eine damit verbundene Abnahme der vor allem vorzeitigen Manifestation der koronaren Herzerkrankung (KHK) liegen inzwischen ... umfangreiche Untersuchungen und Ergebnisse, sowohl im Hinblick auf diätetische und bewegungstherapeutische als auch medikamentöse Intervention vor (Keck, Budde & Keck, 1996).

In diesem Programm wird versucht, eine „Initialzündung" einer Lebensstilmodifikation durch „breit angelegte, intensive und gruppendynamisch wirksame Prozesse" zu erreichen.

Die folgende Tabelle zeigt den Programmablauf.

Tab. 2: Programmablauf während der 3 ½ wöchigen Präventionsmaßnahme (aus Keck et al., 1996, S.96)

a) Medizinische Basisleitungen:
- Belastungs-EKG, Lipidprofil zu Beginn/ Ende der Maßnahme
- klinische Untersuchung
- individuelle weiterführende Diagnostik (Echokardiographie, Langzeit-EKG, ABDM, Ultraschalldopplersonographie usw.)
- orthopädische Betreuung

b) Anleitung zu gesundheitsbewußtem Verhalten:
- Lebensstil und persönliche Risikofaktoren

c) Nach entsprechender Einführung selbständige und selbstkontrollierte Ernährungszusammenstellung

d) Bewegungsprogramm über ca. 50 h mit Trainingsplanung, Belastungsdosierung und Freizeitberatung (Teilnahmefrequenz 85%)

e) Streßbewältigungsprogramm (Teilnahmefrequenz 67%)

f) Physikalisch-therapeutische Behandlung

410 Personen nahmen an der Studie teil. Sie hatten alle dokumentierte Risikofaktoren und litten an Trainingsmangel und psychophysischer Erschöpfung. Die Teilnehmer zeigten alle hohe Motivation und Compliance.

Nach Programmende wurden durchweg positive Befunde erzielt. Es zeigten sich deutlich positive Effekte auf die wesentlichen kordiovaskulären Risikofaktoren. Ernährungsunterweisung hatte Effekte auf den Lipidstoffwechsel und auf das Gewicht. Das Gesamt- und LDH-Cholesterin nahm ab. Es kam zu einem Anstieg des HDL-Cholesterins, wahrscheinlich durch die begleitende Sporttherapie. Die Blutdruckwerte reduzierten sich ebenfalls. Nur das Rauchverhalten konnte nicht beeinflußt werden.

Im Vergleich zu anderen ähnlichen Programmen schnitt dieses 3½ wöchige sekundärpräventive Programm besser ab.

Tab. 3: Vergleich mit anderen ambulanten Präventionsprogrammen (aus Keck et al., 1996, S.98)

	Eigene Untersuchung n = 410 (86% männl.)	DGPR-Präventionsprogramm (Pilotstudie) n = 61 (41% männl.)	Hab ein Herz für Dein Herz (1) n = 535 (80.9% männl.)
Alter (Jahre)	m = 47,5 ± 5,8	m = 53,7 ± 9,77	m = 48,3 ± 7,4
Ges.- Chol. (mg %)	233 (Beginn)** 204 (Ende)	239 (Beginn) 231 (Ende)**	?
Ges.- Chol. 200-249 mg % zu Beginn: Reduktion (mg %)	-30,8*** (n = 182)		-6,0** (n = 218)
Ges.- Chol.> 250 mg % zu Beginn. Reduktion (mg %)	-50,3*** (n = 129)	-20** (n = 36)	-34,7*** (n = 121)
RR - Verhalten bei Hypertonie (> 140/90 mmHg)	155/98***(Beginn) 138/86*** (Ende) (n = 135)	148/95 (Beginn) 146/90 (Ende) (n = 32)	
Dauer	4 Wochen teilstationär, standardisiertes interdisziplinäres Interventionsprogramm	6 Monate ambulant; 2x2 h/Woche	12-24 Monate (ambulant, unterschiedliches programm)

** p<0,01; *** p<0,001

3 Gesundheitsförderung im Dienstleistungsbereich

Das Institut für Medizinische Soziologie der Universität Düsseldorf unter Leitung von Prof. J. Siegrist führte eine Studie an Busfahrern durch („Streßbewältigung bei Busfahrern"). Innerstädtische Busfahrer wurden für diese Studie ausgewählt, weil „ a. Busfahrer sind nachweislich hoch belastet und erkranken häufiger als viele andere Berufsgruppen an Herz-Kreislauf- und anderen Erkrankungen. b. Wir kennen eine Vielzahl der häufig auftretenden Belastungsfaktoren, die zum größten Teil psychischer und emotionale Belastungen sind" (Aust, Peter & Siegrist, 1996, S.3).

Folgende Fragen gelten als Leitfragen für die Untersuchung:

1. Kann man aufgrund eines theoretischen Modells bestimmte Belastungskonstellationen benennen, die so schwerwiegend und nachhaltig wirken, daß sie längerfristig zu körperlichen Erkrankungen wie, z.b. Herz-Kreislauferkrankungen führen? und
2. Gibt es Möglichkeiten aufgrund dieses Modells, ein Interventionsprogramm zu entwickeln, das genau auf diese Belastungskonstellationen eingeht?

Als theoretisches Modell wurde das Modell der beruflichen Gratifikationskrisen gewählt (siehe Abbildung 4). Das Modell besagt, daß besonders streßreiche Arbeitsplätze durch hohe Anforderung einerseits und geringe Belohnung auf der anderen Seite gekennzeichnet sind.

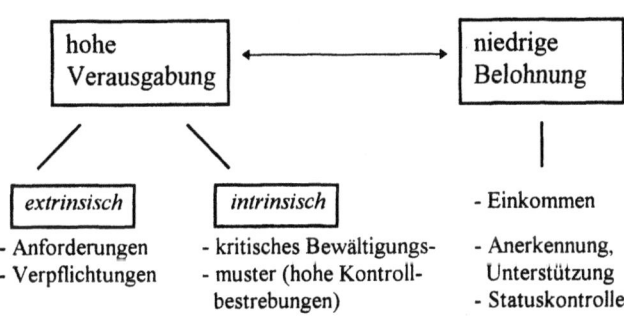

Abb. 4: Berufliche Gratifikationskrisen (aus Aust et al., 1996)

Zusammengefaßt kann man sagen, „daß Belastungen am Arbeitsplatz besonders dann gesundheitsgefährdend sind, wenn sie durch hohe Anforderungen von außen und von innen (die eigene Einstellung der Arbeit gegenüber) gekennzeichnet sind, und gleichzeitig keine angemessenen Belohnungen in Form von Einkommen, Anerkennung und/oder Arbeitsplatzsicherheit bieten. Die negativen Auswirkungen eines solchen Ungleichgewichts auf die Gesundheit, insbesondere die Herz-Kreislaufgesundheit, konnte in mehreren Untersuchungen nachgewiesen werden" (Aust et al., 1996, S.4).

Die Autoren gehen davon aus, wenn man auf alle Belastungsfaktoren eingehen will, daß folgende Ebenen einbezogen werden müssen: die individuelle Ebene (individuelles Verhalten und die Einstellung gegenüber der Arbeit), die interpersonelle Ebene (das Verhältnis zu Vorgesetzten und Kollegen) und die strukturelle Ebene (Anforderungen, Einkommen, Statuskontrolle) (Aust et al., 1996).

Die Studie, die bis jetzt durchgeführt wurde, hatte zum Ziel, erst einmal zu klären, ob das Modell der beruflichen Gratifikationskrisen überhaupt für ein Interventionsprogramm geeignet ist. Es stellt somit den Anfang für weitere Studien auf diesem Gebiet dar. Die Studie wurde an 54 Busfahrern durchgeführt, die in eine Interventions- und eine Kontrollgruppe aufgeteilt wurden. Das Design der Studie sah folgendermaßen aus:

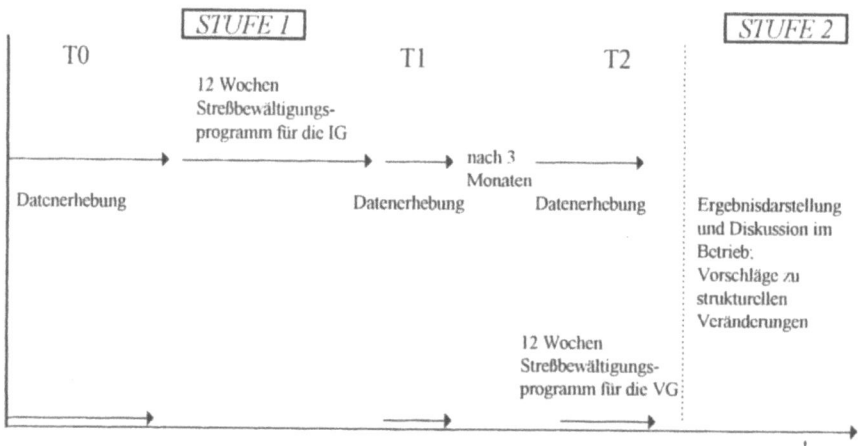

Abb. 5: Design der Studie „Streßbewältigung bei Busfahrern"
(aus Aust et al., 1996)

Das Streßbewältigungsprogramm stellt die Stufe 1 dar. Hier wurde die individuelle und die strukturelle Ebene behandelt. Auf der individuellen Seite wurde „Wissen über die Zusammenhänge von Streß und gesundheitlichen Auswirkungen vermittelt, Entspannungstechniken trainiert, um die individuelle Entspannungsfähigkeit zu stärken und die eigene Einstellung gegenüber beruflichen Belastungssituationen kritisch hinterfragt" (Aust et al., 1996, S.6). Auf der interpersonellen Seite wurden soziale Kompetenzen vermittelt.

Die Stufe 2 der Intervention umfaßt die strukturelle Seite. Hier ging es um Problemanalysen (Interviews, Gruppengespräche, Expertenbefragungen), Entwicklung von

Veränderungsvorschlägen und Vorstellung der Vorschläge in einem Gremium aus Betriebsärztin, Betriebsleitung, Betriebsrat.

Es wurden signifikante Ergebnisse nach der Intervention erzielt. Die Interventionsgruppe hatte einen hochsignifikanten Rückgang im Wert „berufliches Kontrollbestreben „ erreicht, der auch nach drei Monaten Bestand hatte. „Das Ergebnis zeigt, daß es durch gezielte Maßnahmen der individuellen und interpersonellen Intervention, also der verbesserten Streßbewältigung, der Vermittlung sozialer Kompetenzen und der Auseinandersetzung mit dem eigenen Umgang mit belastenden Situationen möglich ist, eine Reduktion des Risikofaktors „berufliche Kontrollbestrebung" zu erreichen" (Aust et al., 1996, S.7). Als Ergebnisse der Stufe 2 können Veränderungsvorschläge verzeichnet werden, die der Betriebsleitung gegeben wurden.

Es ist also möglich, ein Interventionsprogramm mit sekundär präventivem Charakter auf der Grundlage des Modells der beruflichen Gratifikationskrisen zu entwickeln und durchzuführen. Außerdem sind auch Veränderungen erzielt worden, „die zu einer Senkung der „beruflichen Kontrollbestrebung" geführt haben und damit den Einfluß eines Risikofaktors für Herz-Kreislauferkrankungen vermindert haben" (Aust et al., 1996, S.8).

4 Furchtappellforschung: Stand der Forschung und Konsequenzen für die Entwicklung präventiver Information

Die Furchtappellforschung spielt für die Prävention eine wichtige Rolle. Es wird in der Praxis oft mit Furcht und Angst gearbeitet, um Patienten zur Mitarbeit zu bewegen. Ob und in welchem Ausmaß aber Furcht zu Compliance führen kann ist umstritten. Barth und Bengel (1996) geben einen kleinen Überblick über den Stand der Forschung. Die Autoren teilen die Forschung auf diesem Gebiet in drei Gruppen ein. (siehe Abbildung 6, nächste Seite)

Die erste Gruppe sind die Furchtappellstudien im engeren Sinne. Vertreter dieser Gruppe sind I. Janis, W. McGuire und H. Leventhal. Sie untersuchten Furchtappelle bei unterschiedlichen Furchtstärken (manipulation check). Untersuchungen von Janis und McGuire belegen einen kurvilinearen Zusammenhang zwischen Furchtstärke und dem Ausmaß der Einstellungsänderung. Zu hohe Furcht ist hinderlich für die Rezeption der Botschaft. Appelle verlieren somit ihre Wirkung (Barth & Bengel, 1996). Die Gründe dafür sind Aufmerksamkeitseinschränkungen, Aggression gegenüber dem Sender und Verleugnung der Gefahr.

Unabhängige Variablen	Beeinflussende Prozesse	Abhängige Variablen
1) Furchtappellstudien i.e.s.: Janis, Mc Guire, Leventhal		
Furchtinduktion wird auf unterschiedlichen Stufen variiert (manipulation check)	→	Einstellung und Verhalten
2) Sozialkognitive Modelle: Rogers, Sutton		
Persuasive Botschaft →	Furcht als subjektive Reaktion →	Einstellung Gesundheits- bzw. Vorsorgeverhalten
3) Einstellungsänderungsforschung: Petty, Cacioppo, Eagly, Chaiken		
Sender-, Botschafts- und Empfängerverhalten → (z.B. Furcht vor einer Erkrankung)	Art der Informations- → Verarbeitung	Einstellung und Einstellungs-Änderung

Abb. 6: Furchtappellforschung (aus Barth & Bengel, 1996, S.1)

Wenige Studien belegen den kurvilinearen Zusammenhang zwischen Furchtstärke und dem Ausmaß an Einstellungsänderung. Studien von Leventhal versuchen eine Erklärung für die Widersprüche zu finden. Leventhal meint, daß Furchtinduktion zu zwei Prozessen führt - zur Gefahrenkontrolle und zur Furchtkontrolle. Man bemüht sich auf der einen Seite, einer potentiellen Gefahr entgegenzuwirken aber auch die unangenehme Empfindung durch Ablenkung zu reduzieren. Leventhal betont außerdem, daß ein hohes Selbstwertgefühl und eindeutige Instruktionen zur Umsetzung von Verhaltensempfehlungen und somit zu Compliance führen. Dieser letzte Punkt ist besonders für die Prävention wichtig.

Die zweite Gruppe, die Barth und Bengel nennen, sind sozialkognitive Modelle des Gesundheitsverhaltens, darunter Modelle von R. Rogers und S. Sutton. Die Risikowahrnehmung ist hier die Voraussetzung für Gesundheitsverhalten. Außerdem spielen Bewältigungsstrategien eine wichtige Rolle für das subjektive Erleben von Furcht. Wichtig für die Prävention ist, daß die Angst vor einer ernsten Erkrankung als Motivation wirken kann. Dabei kann hohe Selbstwirksamkeitserwartung unterstützend wirken.

Die dritte Gruppe von Forschungsrichtungen sind Modelle der Einstellungsänderungen (R. Petty & J.T. Cacioppo; A. Eagly & S. Chaiken). Hier geht es um die Verarbeitung persuasiver Botschaften und deren Gestaltung. Zusammenfassend kann man sagen, daß eine stärkere Furchtinduktion mit einer größeren Einstellungsänderung einher geht, und daß Furchtappelle bei Personen mit hoher Selbstwirsamkeitserwartung größere Effektivität besitzen.

Barth & Bengel (1996) betonen, daß die diversen Modelle in Zukunft noch mehr integriert werden müssen und praxisnahe Untersuchungen bearbeitet werden sollten. Auch sollte der differentiellen Wirksamkeit von Furchtappellen mehr Aufmerksamkeit geschenkt werden (zielgruppenspezifische Studien).

4 Das Arzt-Patienten-Gespräch (Der Arzt als Kommunikator)

An die kommunikativen Fähigkeiten des Arztes werden immer mehr Anforderungen gestellt. Dies ist besonders für die Prävention wichtig, denn ihre Handhabung wird hauptsächlich im Gespräch vermittelt. Durch verschiedene technische und gesellschaftliche Veränderungen werden Ärzte vermehrt im Gespräch gefordert.

Tab.4: Wesentliche Anforderungen an die kommunikative Kompetenz des Arztes (aus Durwen, 1995)

- Rapide Zunahme der Fülle medizinischer Informationen insgesamt
- Zunehmende Erleichterung des Zugangs zu medizinischen Informationen durch moderne Medien
- Zunehmende medizinische Vorinformation der Patienten
- Zunehmende Ansprüche an Form und Inhalt der ärztlichen Information seitens der Patienten und ihrer Angehörigen

---

Ärztliche Kommunikation findet auf mehreren Ebenen statt. Sie erfolgt mit Experten sowie mit Laien, als Gruppenkommunikation und in Einzelgesprächen.

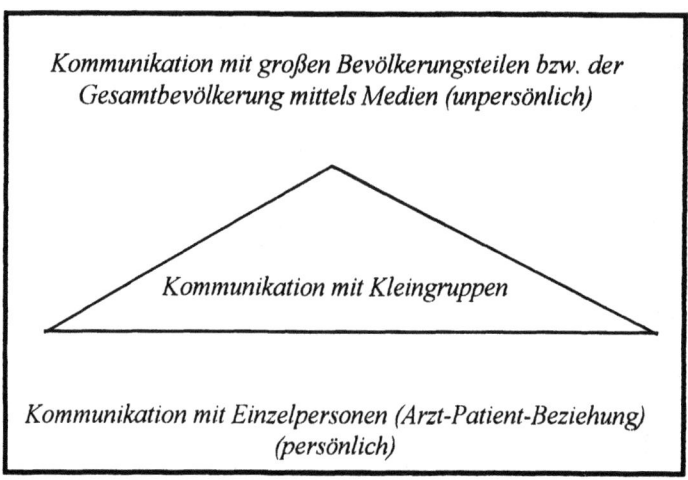

Abb. 7: Schichtmodell der ärztlichen Laienkommunikation (aus Durwen, 1995)

Die Kommunikation mit Einzelpersonen ist für diese Studie am wichtigsten.

Das Arzt-Patienten-Gespräch kann sehr schnell ein einseitig geführtes Gespräch werden, denn der Arzt verfügt über Fachwissen, welches der Patient nicht hat. Der Patient ist aber auch eine selbstbestimmende Person, die über ihr Leben selbst entscheidet. Ein Patient entscheidet selbst, ob und welche empfohlenen Maßnahmen er befolgen wird. Der Arzt müßte also gesundheitsrelevante Information so vermitteln, daß der Patient sie auch befolgt. Die Zielvereinbarung mit dem Patienten ist hierbei außerordentlich wichtig. Der Arzt hat aber auch eine Verpflichtung gegenüber dem Patienten, ihm alle Informationen über Behandlungs- oder Präventionsmöglichkeiten zukommen zu lassen, damit der Patient selbst entscheiden kann. Bei der Therapie und der Prävention besteht „... eine gewisse ethische Verpflichtung des Arztes, den Patienten umfassend zu informieren, im Sinne der Heilung oder Vorbeugung notwendige Behandlungen, Aktivitäten, Reaktionen und gegebenenfalls Modifikation des Verhaltens aufzuzeigen, um diesem dann die letztendliche Freiheit der individuellen, situationsadäquaten Entscheidung für oder gegen bestimmte Maßnahmen zu ermöglichen.(Durwen, 1995, S. 374). Hier setzt auch der Punkt der Compliance an, der im nächsten Abschnitt behandelt wird.

Eine Verbesserung des Gespräches ist in der Regel nur durch einen partnerschaftlichen Kommunikationstil zwischen Arzt und Patient möglich (Franke, Brühne-Scharlau & Zielke, 1988 zitiert aus Durwen, 1995, S. 374). Das heißt, daß der Arzt das Klima für einen intensiven Dialog zwischen ihm und dem Patienten schaffen muß. Die Information, die der Patient vermittelt bekommt, sollte anschaulich und einfach zu verstehen sein. „Die Inhalte ärztlicher Botschaften sollten sich am Kenntnisstand des jeweiligen Patienten orientieren, sollten sich dessen Laientheorien und Gesundheitsüberzeugungen anpassen und seine momentanen Verarbeitungsmöglichkeiten berücksichtigen" (Tuckett, Boulton & Olson, 1985, zitiert aus Durwen, 1995, S.374).

Man kann hierzu auch die Ergebnisse des Hamburger Verständlichkeitskonzepts (Schulz von Thun, 1989) nennen, wonach eine Botschaft die folgenden vier Dinge berücksichtigen muß, um verständlich zu sein: Einfachheit, Gliederung/Ordnung, Kürze/Prägnanz und zusätzliche Stimulans. Der Arzt sollte auch den Kenntnisstand des Patienten berücksichtigen und ihn dort abholen, wo er zum Zeitpunkt des Gespräches steht (Durwen, 1995).

Abschließend zur Kommunikation ist zu sagen, daß eine non-direktive Gesprächsführung, ein partnerschaftlicher Kommunikationstil und insgesamt patientenzentriertes Kommunikationsverhalten einige wichtige Merkmale für einen erfolgreichen Arzt-Patienten Dialog sind (nach Durwen, 1995). In bestimmten Fällen ist aber ein strukturiertes Gespräch und eindeutige Anweisungen des Arztes auch von Bedeutung, besonders, wenn der Patient sich von allein nicht motivieren und somit die präventive Maßnahme nicht befolgen würde.

Das Arzt-Patienten-Gespräch muß also als erstes eine klare Zielvereinbarung beinhalten. Es muß ausdrücklich vereinbart werden, was erreicht werden soll. Um den Patienten zur Compliance anzuhalten, muß ein Kompromiß gefunden werden zwischen einem strukturiertem und einem partnerschaftlichen Gesprächsstil. Wenn man mit dem Patienten von vornherein klare Ziele absteckt, kann die Maßnahme später evaluiert werden, und der Patient weiß was er erreichen sollte.

5 Compliance

Das Thema der Prävention von Krankheiten hat natürlich sehr viel damit zu tun, ob Menschen Maßnahmen überhaupt befolgen, denn nur so können diese zum Erfolg führen. Aus der Sichtweise der Kommunikation sind die Hauptpunkte für Compliance, nach Durwen (1995): Wissensvermittlung, den Patienten dort abholen wo er steht, Modellernen, Vermittlung mittlerer Angstgrade, Echtheit des Arztes im Rollenverhalten (Freundlichkeit, Wärme, Empathie und Interesse) und patientenzentriertes Kommunikationsverhalten.

Olson, Zimmerman und Reyes de la Roche (Olson, Zimmerman & Reyes de la Roche in: Zeiner et al., 1985, S.119) identifizieren sechs Kategorien von „adherence behavior". Diese sind: „1) the disease process; 2) therapeutic regime; 3) the physician and health care setting; 4) demographic and psychological characteristics of the patient; 5) health belief model ... ; and 6) education/ communication factors".

Im Zusammenhang mit dem Fortschreiten einer Krankheit hat man gesehen, daß das Einhalten von Maßnahmen oder Einnehmen von Medikamenten über die Zeit hinweg abnimmt. Wie schwerwiegend die Krankheit ist oder werden kann, scheint aber keinen großen Zusammenhang mit Compliance zu haben. „... the actual severity of a disease has shown no consistent relationship to adherence, except that adherence decreases when there is a lack of overt symptomology" (Blackwell, 1976, zitiert aus Zeiner et al., 1985, S. 119). Dieser letzte Punkt des Nichtvorhandenseins von Symptomen ist natürlich sehr wichtig für die Prävention von Krankheiten, wegen des Fehlens von auffälligen Krankheitssymptomen.

Im Zusammenhang mit dem therapeutischen Regime sind folgende drei Faktoren zu nennen: Länge der Therapie, ihre Komplexität und ihre Kosten. Das Befolgen einer Maßnahme scheint mit der Zeit abzunehmen, und je komplexer sie ist, desto weniger wird sie befolgt. Der Kostenfaktor für den Patienten spielt nur eine untergeordnete Rolle.

Das Behavior setting, in unserem Fall die Arztpraxis, scheint ein wichtiger Faktor zu sein. „Increased adherence has been associated with clinic staffs providing warm and personalized approaches to patients, thereby encouraging the patients' positive identification with the clinics ... Inconvenience at the clinic seems to lead some patients dropping out of treatment. Waiting time has been positively associated with nonadherence and with keeping follow-up appointments" (Olson et al. in: Zeiner et al., 1985, S. 122). Der behandelnde Arzt sollte also auch darauf achten, daß sein Personal eine gute Atmosphäre vermittelt. Der zweite Punkt des Zitats, die Wartezeiten, müßten für erfolgreiche Prävention reduziert werden. Auch die Kontinuität in der Behandlung, z.B. den gleichen Arzt während der gesamten Zeit und der Kommunikationsstil scheinen eine Rolle zu spielen.

In einer Studie, in der es um das Einnehmen von Medikamenten bei Kindern ging, spielte folgendes eine Rolle: „1) praising the mother; 2) the physician's display of respect for the mother; 3) the physicians ability to facilitate a warm, open, and honest style of communication; and 4) a clear explanation of why the child needed medication" (Olson et al. in: Zeiner et al., 1985, S. 123). Positive Verstärkung, ein angenehmes Klima und Information sind nach der Untersuchung von Olson und anderen wichtige Faktoren. Hinzu kommen die persönlichen Qualitäten und die Einstellung des Arztes. „The patient's perception of a caring attitude was most important in predicting overall satisfaction with medical care. Moreover, patients did not appear to make a clear distinction between components of a caring attitude and technical competence. The perception of a caring attitude or lack of concern by the physician significantly distorts the patient's impressions of the physician's technical competence" (dito).

Daß die Einfühlsamkeit oder die Sympathie eines Arztes seine nicht vorhandene technische Kompetenz überspielen kann ist für die medizinische Praxis natürlich von großer Bedeutung, kann hier aber nicht weiter verfolgt werden.

Wichtig für die vorliegende Studie ist der Punkt, daß die Empathie des Arztes eine wichtige Rolle spielt. „Several studies have indicated that patients are most satisfied when they perceive the physician as an empathic and caring individual ... All the results seem to point to the development of an empathic, emotionally supportive relationship as being critical for patient care ... Finally, nonadherence was also associated with the physician verbalizing disagreement with the patient's opinion, rejection of the patient, form or style of interaction, or requesting information from the patient without providing adequate feedback" (dito).

Im Großen und Ganzen bedeutet dieses also, daß ein Arzt eine positive Atmosphäre ausstrahlen sollte, auf den Patienten eingehen und ihn respektieren muß. Dem Patienten den Sinn einer Maßnahme oder medikamentösen Behandlung plausibel zu machen, ist außerdem von Bedeutung.

Demographische Variablen spielen gewiß eine Rolle, aber scheinen nicht ganz so wichtig zu sein. „... nonadherence can be a problem with any patient population regardless of the age, social class, or racial background ... It appears that when a relationship between a specific demographic variable and compliance is found a variety of contributing variables account for this reported relationship. When these variables are controlled they are found not to be related to adherence" (Olson et al. in: Zeiner et al., 1985, S. 124). Wichtig ist auch die soziale Eingebundenheit (social support), d.h., ob soziale Unterstützung (Familie, Freundeskreis) vorhanden ist.

In diesem Zusammenhang ist auch das Health-Belief Modell (Rosenstock, 1966) wichtig, „in which, behavior is predicted from the value of an outcome to an individual, and from the individual's expectation that a given action will result in that outcome ... More recent refinements in this model have included the individual's general health motivation, faith in the particular physician and the medical care, resusceptibility to the illness, and the structure of the medication regime" (Olson et al. in: Zeiner et al., 1985, S. 127).

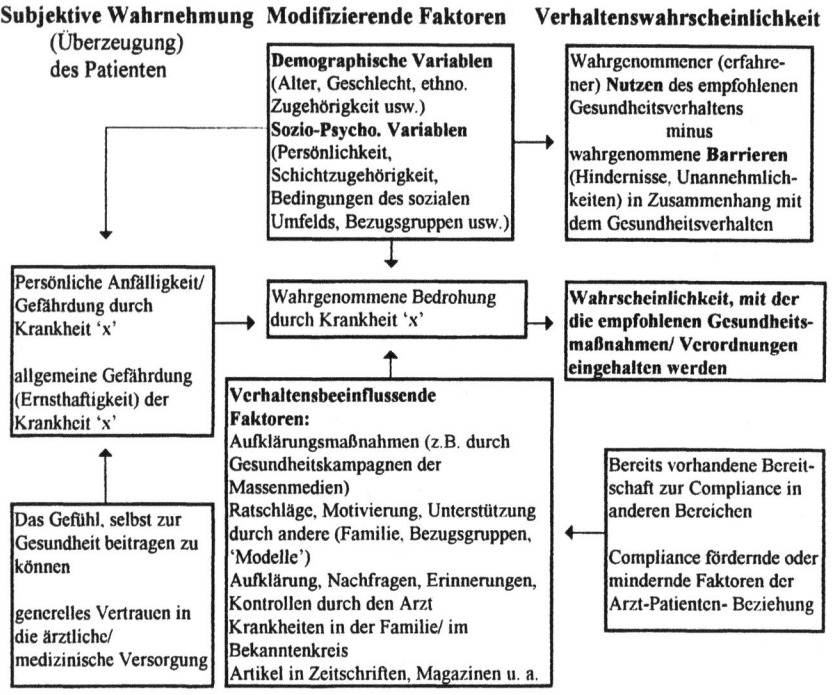

Abb. 8: Health-Belief Modell (aus Hurrelmann & Laaser, 1993, S.164)

„Die zentralen Annahmen dieses Modells sind:

- **die wahrgenommene Gefährlichkeit (Schwere und Bedrohlichkeit):**
  je größer eine Person die Gefährlichkeit der zu verhindernden Krankheit insgesamt einschätzt, desto größer ist die Wahrscheinlichkeit, daß sie sich präventiv verhält;

- **die wahrgenommene Gefährdung (Anfälligkeit) durch die Krankheit:**
  zur Einschätzung der Gefährlichkeit muß die Einschätzung des persönlichen Risikos hinzukommen, d.h. inwieweit eine Person annimmt, selber dadurch gefährdet zu sein;

- **der wahrgenommene Nutzen des präventiven Verhaltens:**
  je höher eine Person die Wirksamkeit einer bestimmten präventiven Maßnahme einschätzt, desto größer ist die Bereitschaft, an ihr teilzunehmen;

- **die wahrgenommenen Barrieren/Kosten, die dem präventiven Verhalten entgegenstehen:**
  diese Barrieren können individueller Art sein (z.b. Gewohnheiten, Abhängigkeiten) oder sich aus den sozialen Lebensbedingungen ergeben (z.b. Arbeits-, Wohn-, Ernährungsbedingungen)".

(von Troschke in: Hurrelmann & Laaser, 1993, S. 164).

Zusammenfassend kann man also sagen, daß der zentrale Punkt dieses Modells die wahrgenommene Bedrohung durch eine bestimmte Krankheit ist. Diese ist ausschlaggebend für das weitere Handeln einer Person. Diese wahrgenommene Bedrohung ist einerseits determiniert durch die subjektive Wahrnehmung, z.b. die persönliche Anfälligkeit, die wiederum determiniert ist durch „das Gefühl, selbst zur Gesundheit beitragen zu können, und ein generelles Vertrauen in die ärztliche/medizinische Versorgung" (von Troschke in: Hurrelmann & Laaser, 1993, S. 164). Hinzu kommen modifizierende Faktoren, wie demographische und soziopsychologische Variablen, die wiederum die subjektive Wahrnehmung auf der einen Seite und den wahrgenommenen Nutzen oder Barrieren des empfohlenen Gesundheitsverhalten beeinflussen. Zu der Wahrscheinlichkeit, daß die Maßnahme eingehalten wird, also ob Compliance gezeigt wird, kommen noch verhaltensbeeinflussende Faktoren hinzu. Das sind z.B. Aufklärungsmaßnahmen. Diese sind wiederum durch die schon vorhandene Bereitschaft zur Compliance beeinflußt.

Für das Einhalten einer Maßnahme muß der Patient außerdem sehr ausführlich darüber informiert werden, was die Maßnahme beinhaltet und was dafür getan werden muß. Dabei sollte die gegebene Information nicht zu komplex sein.

Verschiedene Strategien, um Compliance zu erhöhen, sind z. B. Erinnerungen (reminders), self-monitoring, feedback, tailoring (regime scheduling), shaping und „contingency contracting". Als Erinnerungen können Briefe oder Telefonate dienen, um die Patienten erneut über die Maßnahme zu informieren. Auch die Selbstüberwachung kann Compliance steigern. „Given that patients typically overestimate their level of adherence, self-monitoring provides a method of feedback to the patient. This increased awareness of behavior theoretically allows for identification of barriers to adherence and promotes changes in adherence behavior. Barlow (1976) suggested that self-monitoring will be most effective when the patient is motivated to change; the behavior is discreet and observable; a simple method of recording of data is available; self-monitoring techniques have been made clear to the patient; behaviors are recorded soon after their occurence; feedback is provided; and accuracy of recordings are checked periodically" (Olson et al. in: Zeiner et al., 1985, S. 132).

Eine Kombination dieser Verhaltensweisen ist wahrscheinlich am besten, um die Compliancerate zu erhöhen. Der Patient sollte also von vornherein schon motiviert sein, sich zu verändern. Die Verhaltensänderung darf nicht zu auffällig, muß aber auch einfach zu messen sein. Der Patient muß Feedback erhalten und seine Aufzeichnungen sollten Beachtung finden.

Zur Frage, warum es überhaupt zu Non-compliance -„... the decision of the patient to delay, reduce, or terminate treatment" (Zeiner et al., 1985, S. 221)- kommt, meint Zeiner „(it) is primarily the result of cognitive dissonance between models which are held by the patient versus models which are held by the physician" (dito). Arzt und Patient denken verschieden über Krankheit und Gesundheit und interpretieren Informationen unterschiedlich. Sie glauben an unterschiedliche Gesundheitsmodelle. Dabei beinhalten beide Modelle Unstimmigkeiten, denn es gibt kein Modell, welches alleiniges Recht auf Vollständigkeit für sich in Anspruch nehmen kann. Es herrscht also kognitive Dissonanz.

Diese Modellunterschiedlichkeiten haben verschiedene Gründe. „Model differences arise over attitudes and value beliefs toward treatment, hypotheses about illness and treatment, decisions of how to effect a change in behavior, and differential interpretations of the same medical data by the physician and the patient. It is not simply that the patients model is incorrect and the physician's model is correct because he/she is the caregiver trained with medical facts. Rather, there are errors of discrepancy and erroneous information contained in the models of both patients and physicians. This is reflected in evidence that there is not a single monolithic medical model, even within speciality areas" (dito).

Zeiner gibt drei Erklärungen für das kognitive Dissonanz Modell.

Areas of Evidence for Cognitive Dissonance Modell of Non-compliance

---
1. There are confirmed differences in models of illness and health between patients and physicians.

2. Patients' models of illness and health are primarily the result of cognitive and perceptual processes.

3. Differences between physicians-patient models affect compliance.

Tab. 5: Erklärungen für Non-compliance
(aus Zeiner in: Zeiner et al., 1985, S. 222)

Ein Resultat dieser Überlegungen sollte also sein, die kognitive Dissonanz zwischen Arzt und Patient zu verringern. Die Gesundheitsmodelle, die beide verinnerlicht haben, sollten angeglichen werden. Es müßte einen verstärkten oder besseren Austausch zwischen Patient und Arzt über Krankheitsmodelle geben. Dabei sollte auch besprochen werden, warum es zur Krankheit kommt, damit der Patient besser informiert ist, und der Arzt einen Einblick in die Glaubensstruktur (beliefstructure) des Patienten bekommt.

Zu diesem Thema siehe auch Punkt B 4 Furchtappellforschung.

Das Verhalten von Menschen im Umgang mit ihrer Gesundheit bringt uns zum Thema Verhaltensmedizin (Behavior medicine).

Exkurs:
Ich möchte hier nur einen kleinen Einblick in die Verhaltensmedizin und Salutogenese geben. Eine ausführliche Auseinandersetzung mit diesen Themen würde den Rahmen dieser Untersuchung sprengen.

6 Verhaltensmedizin

Die Verhaltensmedizin ist eine relativ neue Disziplin, die sich auf das biopsychosoziale Krankheitsmodell stützt (die „Deutsche Gesellschaft für Verhaltensmedizin und Verhaltensmodifikation" wurde erst 1984 gegründet). Krankheit und Gesundheit werden ganzheitlich betrachtet unter der Berücksichtigung biologischer, psychologischer und sozialer Faktoren. „With the passing of time, mental health professionals began to realize ... that some of the major medical/health problems of individuals have to do with their behavior" (Carter, Bendell & Matarazzo, 1980, zitiert aus Zeiner, et al., 1985, S. 65). Diese Gedanken- und die Tatsache, daß die Todesursachen sich im Laufe der Zeit verändert hatten, brachten dann die Verhaltenstheorien mit der Medizin in Zusammenhang. Die heutigen Haupttodesursachen sind Krankheiten wie Krebs und kardiovaskuläre Erkrankungen, die auch mit unserem Lebensstil zusammenhängen und nicht von Viren oder Bakterien verursacht werden.

Die Verhaltensmedizin ist als Forschungs- und Anwendungsgebiet zu verstehen. Es wird versucht, für Gesundheit und Krankheit relevante Erkenntnisse und Techniken der Verhaltenswissenschaften und biomedizinischen Wissenschaften zu integrieren. „Behavioral medicine is a field concerned with research into the basic mechanisms whereby behavioral phenomena influence the epidemiology, etiology, pathogenesis, prevention, diagnosis, treatment, and rehabilitation of physical disorders. The disciplines contributing to the study of these phenomena include psychology, sociology, anthropology, education, epidemiology, biostatistics, and psychiatry. These disciplines must be coupled with the biological and medical sciences relevant to understanding the disease process under study. Behavioral Medicine is also concerned with the epidemiology, etiology, pathogenesis, diagnosis, prevention, treatment, and rehabilitation of behavioral conditions such as appetitive disorders and failure to adhere to therapeutic regimes only insofar as they influence physical health and disease as an endpoint" (Schwartz & Weiss, 1978, S. 8).

Verhaltensmedizin beschäftigt sich also mit der Anwendung dieser Erkenntnisse und Techniken im Hinblick auf Prävention, Diagnose, Behandlung und Rehabilitation. Für diese vorliegende Studie ist bei dem obigen Zitat die Einbeziehung der Prävention von Krankheiten in das Gebiet der Verhaltensmedizin wichtig. Es kommt noch hinzu, daß die Verhaltensmedizin sich auch mit der Veränderung von professionellem Verhalten im Medizinsystem, z.B. der Verbesserung der Arzt-Patienten Interaktion und der Veränderung von Aspekten der Compliance (adherence) beschäftigt (Traue, 1986). Einer der Begründer der Verhaltensmedizin in den USA, Garry E. Schwartz, weist auf die Notwendigkeit komplexer Denkmodelle hin, um ein umfassendes Verständnis von Krankheit und Gesundheit zu haben.

7 Salutogenese

Auch das Konzept der Salutogenese von Aaron Antonovsky (1979, 1987) ist in unserem Zusammenhang von Interesse, besonders, daß Antonovsky sich hauptsächlich für individuelle Unterschiede interessiert. „... his primary focus is not on the statistical means (central tendency of a group of individuals) which is the usual product of such research, but on the individual differences which occur such that among a number of persons experiencing equal units of life stress one becomes ill and the other does not" (Zeiner et al. 1985, S. 11).

Antonovsky gibt die strikte Trennung von Krankheit und Gesundheit auf, und sieht Krankheit und Gesundheit als Kontinuum von „health-ease" zu „dis-ease". Er stellte sich die Frage, warum die meisten Menschen trotz der vielen Pathogene in unserer Gesellschaft gesund bleiben. Antonovsky meint, daß Menschen gesund bleiben oder krank werden, das Ergebnis der Auseinandersetzung mit belastenden oder entlastenden Faktoren ist. Es kommt auf die Balance von Risiko- und Schutzfaktoren an. Menschen sind lebenslang Belastungen ausgesetzt, und es kommt auf ihre Ressourcen des Widerstands gegenüber Risikofaktoren an, ob sie ihnen standhalten können. „Die Widerstandsressourcen sind die Fähigkeit eines Individuums, zum eigenen Nutzen und zur Förderung der weiteren Entwicklung, mit den gegebenen sozialen und biologischen Spannungen und Belastungen zurechtzukommen" (Hurrelmann, 1988, S. 133). Am wichtigsten ist hierbei, daß Menschen den Belastungen von vornherein aus dem Weg gehen (subjektives Präventionswissen). Die Widerstandsfaktoren sind am wirksamsten, wenn die Person eine positive Lebensgeschichte und einen ausgeprägten Kohärenzsinn besitzt.

Seine primäre These ist das Konzept des „sense of coherence" (Kohärenzsinn). „... Antonovsky has concluded that persons who have a strong, well-ingrained 'sense of coherence' their lives are less likely to succumb to microbiological and psychological pathogens (stressors) than are those individuals under life stress but whose life space has less coherence" (Carter in: Zeiner et al., 1985, S. 10). Er sagt also, daß Menschen mit diesem Kohärenzsinn im Endeffekt weniger krank sind und mit Stressoren besser fertig werden. Antonovsky definiert diesen Kohärenzsinn als „... a crucial element in the basic personality structure of an individual ... which reflects ... a global orientation that expresses the extent to which one has a pervasive, enduring, though dynamic feeling of confidence that one's internal and external environments are predictable and can reasonably be expected" (Antonovsky, 1966, S. 123-124).

Dieser Kohärenzsinn, bedeutet ein gewisses Vertrauen in die Umwelt, daß diese vorhersagbar ist und Dinge so eintreffen wie man es erwarten kann. „Als Kohärenzsinn wird ... ein positives Selbstbild der Handlungsfähigkeit, der Bewältbarkeit von externen und internen Lebensbedingungen, der Gewißheit der Selbststeuerungsfähigkeit und der Gestaltbarkeit der Lebensbedingungen definiert mit dem Bestreben, den Lebensbedingungen einen subjektiven Sinn zu geben und sie mit den eigenen Wünschen und Bedürfnissen in Einklang bringen zu können" (Hurrelmann, 1988, S.134).

Das Modell (siehe Abbildung 9) stellt die Komplexität des Zusammenspiels der moderierenden Faktoren zwischen den Belastungen (Stressoren) und dem Gesundheits-Krankheitskontinuum dar. Die moderierenden Faktoren sind: der sozialkulturelle und historische Kontext, die allgemeinen Widerstandsressourcen, die Art der Lebenserfahrungen, der Kohärenzsinn, Spannungsmanagement und der Streßzustand.

Die oben aufgeführten Gedanken sind bildlich in einem Modell dargestellt.

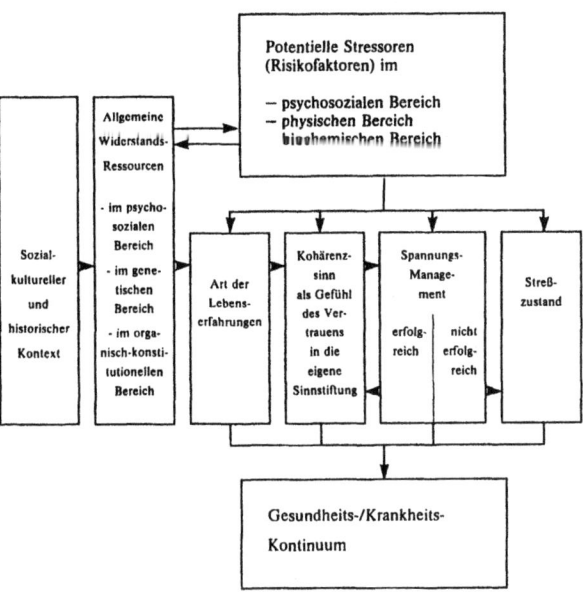

Abb. 9: Salutogetisches Modell nach Antonovsky (1979, 1985)
(aus Hurrelmann, 1988, S. 135)

C Conceptual Framework

Um eine Untersuchung adäquat angehen zu können, braucht man ein Ausgangskonzept (conceptual framework), quasi eine Theorie. Schon Kurt Lewin sagte: „... there is nothing so practical as a good theory" (Lewin, 1963). Wenn man Untersuchungsziele und Herangehensweise nicht genau ausformuliert, kann es passieren, daß man mit unbewußten Zielen arbeitet. Daraus folgt, daß man später sein Handeln und seine Ergebnisse nicht begründen kann. Man würde dann nur aufgrund von impliziten Theorien arbeiten. Ich, die Untersucherin, und die Ärzte in der Praxis müssen also genau ihr Handeln, ihr Verhalten, untermauern können. Die einzelnen Schritte (der Untersuchung und beim Arzt die Behandlungschritte) müssen bewußt vollzogen werden. „Jeder Untersucher steuert sein eigenes Verhalten in der Untersuchungssituation irgendwie, achtet auf manches, auf anderes nicht. Bei genauerem Hinsehen würde wahrscheinlich deutlich werden, daß solche gleichsam nicht explizit gemachten Intentionen auch unnötig vage und unzweckmäßig wenig begründet sind; unzweckmäßig deswegen, weil damit möglicherweise überflüssiger Untersuchungsaufwand getrieben wird" (Kaminski, 1970, S. 253).

„... our choice of assessment methods should depend on our theoretical preconceptions, on what we want to know, and on what information is available to us through alternative methods, at what costs. Quite often the best way to assess something is not to reach for an established, off-the-shelf assessment tool, which may have been designed to assess a different theoretical construction, but instead to create a new tool, tailor-made to represent the specific construct of interest as directly and efficiently as possible" (Glueckauf et al., 1993, S. 12).

Der theoretische Ausgangspunkt muß im Meßinstrument enthalten sein. Dazu ist es manchmal wichtig, wenn noch keine adäquaten Meßinstrumente zur Verfügung stehen, sich eigene Untersuchungsinstrumente zu kreieren.

Chen und Rossi (1980, 1983 & 1987) sind federführend in den Überlegungen zu theoriegeleiteten Untersuchungen. „Chen and Rossi argued that evaluation research should be „theory driven" from inception - that evaluation questions, measurement and design, and analysis and interpretation should be guided by some explicit conceptualization of the causal process through which intervention is expected to have effects" (Glueckauf et al., 1993, S. 35). Im Abschnitt F wird, unter anderem, beschrieben, was Rossi quasi als „Eisernes Gesetz" der Evaluation nannte, nämlich, daß die meisten Untersuchungen keine signifikanten Ergebnisse zu Tage bringen. Er folgerte daraus, daß man mehrere Ziele (multi-goal) mit der Evaluation verfolgen sollte, die auch mit Theorien untermauert werden (theory-driven). „There is a growing recognition that, without the use of theory, evaluators will always come up short in their efforts to explain outcome results and improve the quality of treatment" (Bickman, 1987, 1990, zitiert aus Glueckauf et al., 1993, S.35).

Aus diesem Grunde, da man die Untersuchungsergebnisse ohne Konzept nicht richtig erklären kann, muß man ein Konzept über den Prozeß der Gesundheitsprävention aufbauen. Andernfalls weiß man nicht, warum Maßnahmen zum Erfolg führen oder nicht. Wenn ein Allgemeinmediziner nicht weiß, warum eine Maßnahme bei einer Person zum Erfolg geführt hat oder nicht, kann die Maßnahme nicht wiederholt werden. Werden die Behandlungschritte aber bewußt vollzogen, kann man später nachvollziehen, warum etwas gelang oder nicht. Es macht das Handeln auch ökonomischer. „What we are strongly advocating is the necessity for theorizing, for constructing plausible and defensible models of how programs can be expected to work before evaluating them" (Chen & Rossi, 1987, S. 285). Man sollte also nicht nur die Frage der Effektivität eines Programms, einer Maßnahme stellen, bzw. ob die Herangehensweise effektiver als eine Herkömmliche ist, sondern man muß fragen, warum sie es ist oder nicht. Es können sehr viele verschiedene Faktoren eine Rolle spielen. „This is simply a truism that most social phenomena are the outcomes of many interrelated processes. For example, whether or not a person quits smoking may depend not only on a particular antismoking program to which he or she may be exposed, but also on factors such as the participants personal health problems believed to be caused by smoking, whether family members and friends are smokers, and past smoking history, any or all of which may be correlated with participating in the program" (Chen & Rossi, 1987, S. 291). Man muß also auch solche exogenen Faktoren, die für jede Person unterschiedlich ausfallen, berücksichtigen.

Einen wichtigen Punkt für die vorliegende Untersuchung charakterisiert folgendes Zitat: „Assessment instruments should be developed ... to maximally discriminate among patients needing different treatment and those responding differently to treatment. These discriminations should form the basis for assessment taxonomies that accurately classify patients into groups for which specific treatments or treatment variations are indicated" (Glueckauf et al., 1993, S. 57).

Für die vorliegende Untersuchung wird also ein Konzept gebraucht, das der Unterschiedlichkeit der Menschen und der Prozesse Rechnung trägt.

1 Konzeptuelle Ziele

Für diese Studie gelten folgende konzeptuelle Ziele. Die Ziele sind analog den im Evaluationsabschnitt (Punkt F) genannten drei Evaluationspunkten (Konzept, Implementation und Wirksamkeit) definiert und theoretisch untermauert.

Als übergeordnetes Ziel gilt es, ein Prozeßmodell zu entwickeln. Dieses soll den Ablauf (den Prozeß), das Zusammenspiel zwischen Patient und Arzt, aufzeichnen. Das Modell soll beinhalten, was ein Arzt beobachten müßte, um sekundäre Prävention erfolgreich zu praktizieren.

1 Konzept

Worin unterscheiden sich Personen und ihre Umwelt in Bezug auf den Erfolg von Gesundheitspräventionsmaßnahmen?

Für den Erfolg der Maßnahme ist es wichtig, verbesserte Informationen vom Patienten zu bekommen. Personen können sich auf der individuellen Ebene, aber auch auf der Umweltebene unterscheiden. Jedes Individuum ist einzigartig, und deshalb muß jeder Mensch individuell behandelt werden. Jede Person braucht im Grunde genommen eine individuelle Behandlungsmethode. Deshalb sind auch Evaluationsstudien, die nur mit Gruppenvergleichen arbeiten, oft nicht sehr erfolgreich. Es gilt herauszufinden, welche Bereiche in welchen Ebenen überhaupt von Belang sind. Diese einzelnen Punkte müssen dann theoretisch untermauert, operationalisiert und meßbar werden. Ich zitiere Levine (1974, S. 664): „I am arguing that the social nature of human beings does not permit us to accept the assumption of interchangeability, the assumption of the essential independence and neutrality of each subject unit, that the logic of experimentation and statistical inference requires; and random assignment to experimental conditions cannot overcome this limitation". Von besonderer Bedeutung sind auch die unterschiedlichen Umweltvariablen, denn keine zwei Individuen sind genau derselben Umwelt ausgesetzt. „Whole human events cannot be properly treated or understood when divorced from a total social and historical context. Research efforts, based on a conceptualization of the interaction of isolated variables in an aseptic environment, violate this assumption badly. The assumption accepts that social-psychological phenomena are, by their very nature, inherently more complex than the phenomena of the physical sciences, for which the experiment may well provide suitable methodology. Some have argued that it is merely the state of our ignorance that makes the phenomena appear more complex and that when suitable understanding is developed the phenomena will not seem so complex. Be that as it may, for practical purposes, I am willing to assume that the phenomena are highly complex, inextricably intertwining a large number of social, historical, and psychological issues ... The complex, connected, intertwined, nonindependent nature of the issues involved in whole human activities requires a research instrument that is itself complex and high powered enough to be able to understand and to formulate concepts about human life; to untangle, to unravel, and yet to appreciate the whole" (Levine, 1974, S. 665). Die Einzigartigkeit des Menschen in seiner spezifischen Umwelt muß berücksichtigt werden, sonst kann man nicht spezifisch eingreifen.

2 Implementation - Möglichkeiten und Grenzen

Sekundäre Gesundheitsprävention braucht eine diagnostische Phase, in der individuelle Besonderheiten und spezifische Umweltvariablen des Patienten berücksichtigt werden. Dieses ist wichtig, um angemessen eingreifen zu können. Der Arzt muß eine diagnostische Phase in seine Präventionsgespräche einbauen.

Es darf nicht nach dem Motto gehandelt werden: „I don't care about diagnosis, I just treat individuals! (Glueckauf et al., 1993, S. 88). Auch Kaminski (1970) betont die Bedeutung der Diagnose zur effektiveren Behandlung. Die Wichtigkeit der Diagnose, um verbesserte Informationen vom Patienten zu erhalten, sehen auch Thompson, Cohen & Fortress (1981). „Diagnosis seeks to improve health outcomes by providing better information to guide treatment decisions" (Thompson et al., 1981, S. 385). Deren Ansatz führt zum dritten Ziel dieser Studie.

3 Wirksamkeit

Das Prozeßmodell beinhaltet gleichzeitig einen Ansatz für eine spätere Evaluation präventiver Maßnahmen.

Dafür gelten die Fragen:

Verbessert unser Ansatz insgesamt den Behandlungserfolg?

Wenn eine diagnostische Phase bewußt in das Arzt-Patienten-Gespräch eingebaut wird und individuelle- und Umweltunterschiede berücksichtigt werden, fallen dann die Ergebnisse sekundärer Gesundheitspräventionsmaßnahmen erfolgreicher aus, als wenn diese Punkte nicht beachtet werden?

Thompson et al. (1981) sehen das Ziel der Diagnose in der verbesserten Information, die wiederum zur verbesserten Behandlungsentscheidung führt, mit dem Endergebnis der verbesserten Gesundheit. „... diagnosis represents the critical first step in a process toward improving health outcomes" (Thompson et al., 1981, S. 385). Der wichtigste Punkt bei diesem Konzept ist, daß der Arzt verbesserte Information durch die Diagnose erhält und dadurch seine Behandlung auf den Patienten besser abstimmen kann.

Beabsichtigte Effekte der Diagnose (aus Thompson et al. 1981, S. 386):

(1)	(2)	(3)	(4)
Diagnose →	verbesserte Information →	verbesserte Behandlungsentscheidung →	verbesserte Gesundheitsergebnisse

Wichtig ist, wie eng diese Schritte zusammenhängen. Man kann dazu folgende Fragen stellen (abgewandelt aus Wittmann, 1985, S. 364):

(a) Verbessert die Diagnose (1) die Effektivität der Maßnahme, also die Gesamtergebnisse (4)?

(b) Welche Verbesserung wird in der diagnostischen Genauigkeit erreicht (Zusammenhang (1) und (2))?

Was wird erreicht, wenn wir individuelle und Umweltunterschiede berücksichtigen?

(c) Welche Veränderungen in den Behandlungsentscheidungen resultieren aus der verbesserten Information, bzw. Diagnostik? (2) und (3) ?

(d) Welche Veränderungen in den Gesundheitsergebnissen resultieren aus verbesserter Information und verbesserter Behandlung?
Besteht ein günstiger Zusammenhang zwischen (2), (3) und (4)?
(Bessere Information und veränderte Behandlung müssen nicht unbedingt verbesserte Ergebnisse garantieren!)

D Theoretische Annahmen, auf die das Prozeßmodell aufbaut

1 Kurt Lewin: Lebensraum

Kurt Lewin stellte ein allgemeines Konzept der Beziehung zwischen Mensch und Umwelt auf, um damit konkretes Verhalten erklären zu können. Mit seiner entwikkelten Feldtheorie versucht er, dem Einzelfall volle Geltung zu geben. Es geht ihm um die Erklärung des Einzelfalls. „Kurt Lewin hat das Wagnis unternommen, konkretes Verhalten von Einzelmenschen und Gruppen in bestimmten Situationen schlüssig zu erklären" (Lewin, 1963, S.15). Für die vorliegende Arbeit ist wichtig, daß man durch Lewin zu der Einsicht kam, daß man Menschen immer individuell betrachten muß, also deren Einzigartigkeit im Auge behalten muß. (Dies beeinflußte auch sehr deutlich Kaminski, siehe weiter unten). „Der Mensch handelt in der konkreten Situation in seiner individuellen Welt. Zusätzlich und darüber hinaus soll sein Verhalten aus der abgeleiteten und abstrahierten 'zweiten Wirklichkeit' der Rolle, des Geschlechts, des Alters, des Berufs usf. mit ihren qualitativ verschiedenen dynamischen Eigenschaften abgeleitet werden" (Lewin, 1963, S.18). Lewin versuchte, von dem Begreifen von Einzelfällen zu Gesetzmäßigkeiten zu gelangen. Gesetz und konkreter Einzelfall treten in engste Beziehung. „Damit bekommt die Darstellung einzelner konkreter Fälle eine ganz neue wissenschaftlich zentrale Bedeutung. Für die vorangegangene Epoche konnte eine solche Darstellung allenfalls einen Liebhaberwert beanspruchen. Denn das Einzelne galt für diese Denkweise als zufällig. Nur ein Durchschnitt vieler Fälle schien allgemeinere Bedeutung zu besitzen. Sieht man aber auch das Einzelne als gesetzlich an, sucht man Beweise nicht mehr auf dem Wege abstrahierender Durchschnittsberechnungen des historisch Vorgefundenen zu erbringen, sondern durch Rückgang auf einen konkreten 'reinen Fall', so bekommt die Darstellung das Einzelnen einen neuen wissenschaftlichen Sinn und unmittelbaren Wert auch für die Frage nach allgemeinen Gesetzen" (Lewin, 1969, S.30). Lewin geht weiter und betont, daß das Wissen über alle spezifischen Einzelheiten eines Individuums noch nicht ausreicht, um eine konkrete Situation ausreichend zu erklären. Man muß die Eigenarten des Individuums in der spezifischen Eingebundenheit in seiner konkreten Umwelt sehen. „Mit der Kenntnis der Gesetze allein läßt sich allerdings noch nicht die Frage beantworten, warum ein bestimmtes Individuum im gegebenen Falle sich gerade so und nicht anders verhalten hat. Auch wenn alle psychologischen Gesetze bekannt wären, könnte man doch nur dann eine Voraussage über das Verhalten einer Person machen, wenn über dies die besondere Natur der in Frage stehenden Situation bekannt wäre" (Lewin, 1969, S.31). Das Verhalten eines Individuums ist also aus seiner konkreten Umwelt herzuleiten. Lewin versucht, den Menschen in seiner spezifischen, individuellen Welt zu verstehen und sieht auch dort den Ansatzpunkt zur Analyse des Geschehens (Lewin, 1963).

Lewin suchte nach einer dafür geeigneten geometrischen Abbildung und fand sie in der Topologie, womit er konstruktive Darstellungen der Situationen herstellen konnte (Lewin, 1969). Man muß den Menschen in seinem 'Lebensraum' untersuchen. „Die augenblickliche Tätigkeit eines Menschen ist die strukturierte beziehungsweise unstrukturierte Region, in der sich die Person innerhalb ihres topologischen Lebensraum befindet" (Lewin, 1963, S. 24). Er stellte diese Beziehung in der Gleichung V= f(S) dar. Dies bedeutet, daß das Verhalten einer Person eine Funktion der Umwelt ist. Vereinfacht, müßte man also nur Variablen in die Formel einsetzen und hätte so Determinanten für das Verhalten gefunden. „Das Einsetzen der für den Einzelfall charakteristischen Situationskonstanten in die Variablen dieser Formel ergibt die Anwendung für den konkreten Fall" (Lewin, 1969, S.31). Lewin versuchte Situationen also konkret darzustellen. Diese Konstruktion sollte die Gesamtheit aller Faktoren der Person und der Umwelt, die das Verhalten zu einem Zeitpunkt beeinflussen, beinhalten. „... die Ursache der Geschehnisse (wird) nicht mehr in der Natur des einzelnen isolierten Gegenstandes gesucht, sondern prinzipiell in dem Zueinander von Gebilde und seiner Umgebung" (Lewin, 1969, S.32). Lewin ging noch weiter mit seiner Gleichung. Damit man das Ganze der Situation einbeziehen kann, muß die Gleichung folgendermaßen lauten: V=f(P,U). Das Verhalten einer Person ist eine Funktion von persönlichen und Umweltfaktoren. „Jedes psychologische Geschehen hängt von der Person und der Umwelt ab" (Lewin, 1969, S.32). Dieser psychologische Lebensraum beinhaltet all das, was zu einem Zeitpunkt das Verhalten einer Person bestimmt. Man muß all die Variablen finden, die für das Verhalten wirksam sind. „Die allseitig eindeutige Bestimmung des Lebensraumes würde ... festlegen, welche von den (durch ihre allgemeine Struktur gegebenen) Möglichkeiten im vorliegenden Augenblick 'wirklich' eintritt" (Lewin, 1969, S.38). Man muß das in den Lebensraum mit einbeziehen, was wirksam für die Gesamtsituation ist. „... Gesamtsituation als Inbegriff dessen ... was jeweils für das betreffende Individuum wirksam ist" (Lewin, 1969, S.41).

Für die Darstellung des Lebensraum muß nur das einbezogen werden, was wirklich das Verhalten in dem Moment beeinflußt. „... in eine Darstellung alles (und nur das) einbeziehen, was zur begrifflichen Ableitung des tatsächlichen Verhaltens erforderlich ist" (Lewin, 1969, S.43). Lewin will mit seiner topologischen Darstellung erreichen, daß man aus diesem Konstrukt ganz einfach ablesen kann, welche Eigenschaften im jeweiligen konkreten Fall wichtig sind.

Die Darstellung des Lebensraumes durch Vektoren und Topologien bestimmt dann auch die Grundlagen seiner Feldtheorie. Zum einen muß das Verhalten aus einer Gesamtheit der zugleich gegebenen Tatsachen abgeleitet werden, und diese Tatsachen sind als dynamisches Feld aufzufassen, weil der Zustand jedes Teils dieses Feldes von jedem anderen Teil abhängt (Lewin, 1963). Die einzelnen Bereiche des Lebensraumes sind also nicht unabhängig voneinander sondern bedingen sich wechselseitig. Man darf die einzelnen Bereiche nicht unabhängig voneinander betrachten.

Zweitens versuchte Lewin, eine Geometrie zu finden, die die räumlichen Verhältnisse der psychologischen Faktoren repräsentiert. Lewin (1963) erarbeitete einen hodologischen Raum für dynamische Probleme.

Der dritte für die vorliegende Arbeit wichtige Punkt der Feldtheorie ist Lewins Annahme, daß das Verhalten immer von der Gegenwart bestimmt ist. „Nach der Feldtheorie hängt das Verhalten weder von der Vergangenheit, noch von der Zukunft ab, sondern vom gegenwärtigem Feld" (Lewin, 1963, S.68). Dieses 'gegenwärtige Feld' hat eine gewisse Tiefe. Es beinhaltet die psychologische Vergangenheit, die psychologische Gegenwart und die psychologische Zukunft. Die Bestimmung des Verhaltens durch diese drei Teile des psychologischen Feldes zu einer Zeit steht im Gegensatz zu Theorien, die als Ursache des Verhaltens entweder die Vergangenheit oder die Zukunft sehen (Lewin, 1963). Es bedeutet nicht, daß die Vergangenheit oder Zukunft in keiner Weise das Verhalten beeinflussen, sondern sie beeinflussen das psychologische Geschehen in der Gegenwart, welches wiederum das Verhalten determiniert. Das psychologische Feld enthält natürlich auch die Zukunftsansichten eines Individuums und seine Gedanken über die Vergangenheit, die eine Rolle im gegenwärtigen psychologischen Feld mitspielen. Aus diesem Grund kann man dann sagen, daß „jedes Verhalten oder jede sonstige Veränderung innerhalb eines psychologischen Feldes einzig und allein vom psychologischen Feld zu dieser Zeit abhängig (ist)" (Lewin, 1963, S.88). Lewin nennt dies auch das 'feldtheoretische Gleichzeitigkeitsprinzip'. „Das Verhalten V zur Zeit t ist eine Funktion der Situation S zu dieser und ausschließlich dieser Zeit t (wobei S sowohl die Person wie die psychologische Umwelt einschließt (Vt = f(St))" (Lewin, 1963, S.90). Diese gegenwärtige Zeitspanne ist nicht ohne Dauer. Sie stellt eine zu bestimmende Periode dar. „Die Größe dieser Periode hängt von der Reichweite der Situation ab. Als eine Regel gilt, daß die zu betrachtende Zeitdauer, aus der Richtung und Geschwindigkeit eines Verhaltens zu einer gegebenen Zeit bestimmt werden können, um so größer sein muß, je mehr sich die zu beschreibende Situation ausdehnt" (Lewin, 1963, S.94). Lewin hat diese Richtung und Geschwindigkeit eines Verhaltens auch bildlich in Form von geschlossenen Systemen dargestellt.

In dem Lebensraum kann man mehrere Bereiche unterscheiden, die für den Psychologen oder in diesem Fall für den Arzt von Bedeutung sind, oder aber nicht von Bedeutung sind. Es sind zum einen die individuellen Faktoren, bestimmte Umweltbegebenheiten und die Bereiche zwischen den obigen, also der Bereich der Wechselwirkungen.

Das Wichtigste an den Annahmen von Lewin ist, die Betonung des Zusammenwirkens einer Vielzahl von Bedingungen zu einer Zeit, die dadurch das Verhalten einer Person determinieren und seine Bestimmung des Lebensraumes. Man bestimmt die Eigenschaften des Feldes, also des Lebensraumes zu einer gegebenen Zeit durch ausführliche Anamnesen oder auch diagnostische Tests. Lewins Ausführungen sind der Anfang einer Mehrebenenbetrachtung. Eine psychologische Beschreibung eines Prozesses muß demnach auf mehreren mikro- und makroskopischen Ebenen erfolgen (Lewin, 1963).

Gerhard Kaminski (1970) ist sehr durch Lewin beeinflußt worden (siehe dazu Abschnitt D 3). Kaminski versucht, wie Lewin, eine Situation objektiv zu beschreiben und zu analysieren. „Eine Situation objektiv beschreiben - heißt in der Psychologie in Wirklichkeit: die Situation als die Gesamtheit jener Fakten und ausschließlich jener Fakten beschreiben, die das Feld des betreffenden Individuums ausmachen" (Lewin, 1963, S.104). Kaminski und Lewin haben beide die gleichen Ziele, nämlich neue Darstellungswege psychologischen Handelns zu finden.

2 Roger G. Barker: Behavior Settings

Auch Barker, wie Lewin und wie wir sehen werden Kaminski, versucht, das gesamte Verhalten von Personen zu erfassen und zu beschreiben. Hauptelement von Barkers Ökologischer Psychologie (Barker & Wright, 1949; Barker & Wright, 1955; Barker & Gump, 1964; Barker, 1965) sind Behavior settings, welche Analyseeinheiten der Umwelt darstellen. Behavior settings „definieren sich als Einheiten von Verhalten und objektiven Gegebenheiten. Charakteristische Verhaltensweisen müssen eine gewisse Zeitlang in den settings auftreten und mit den physikalischen Eigenschaften und der materiellen Struktur der Räume verknüpft sein" (Weidenmann & Krapp, 1986, S.455). Behavior settings sind also fest umrissene physikalische Räume, in denen, unabhängig von der Person, die gleichen charakteristischen Verhaltensweisen gezeigt werden. „According to the theory of behavior settings, a person who inhabitates and contributes behavior to one of them is a component part, a fixture of a behavior setting. As such, he is anonymous and replaceable, and his behavior is subject to the nonphysical laws of the subordinate unit" (Barker & Gump, 1964,

S.17). Der Mensch ist in diesem Sinne also austauschbar. Sein Verhalten ist in so einem Behavior setting nicht nur durch seine individuellen Eigenschaften determiniert, sondern durch die physikalischen Eigenschaften des Raumes. „At the same time, however, every inhabitant of a behavior setting is a unique person subject to the laws of individual psychology, where his own private motives, capacities, and perceptions are the causal variables" (Barker & Gump, 1964, S.17). Bei diesem Statement kommt die Nähe zu Lewin zum Ausdruck, der ja das Verhalten einer Person als Funktion von sowohl des Individuums (P) (Motive, Fähigkeiten, Wahrnehmung usw.) als auch von der Umwelt (S) determiniert sah. Auch Kaminski inkorporiert diese beiden Ansichten in seine Ausführungen.(Weitere Darstellung von Behavior settings siehe Abschnitt E.)

Das Neue an den Untersuchungen von Barker und seinen Kollegen war ihr Bemühen, das Verhalten in bestimmten definierten Situationen zu beschreiben. Darüber hinaus waren sie daran interessiert zu sehen, wie die Unterschiedlichkeit von objektiven Gegebenheiten das Verhalten von Personen beeinflußt. Sie sind an der Unterschiedlichkeit des Verhaltens interessiert. Hier geht es um die Variabilität im Handeln in unterschiedlichen Umwelten. „One of the obvious charakteristics of human behavior is its variation" (Barker & Gump, 1964, S.5).

Als Beispiel kann man die Untersuchungen von Barker & Gump (1964) anführen. Das Ziel ihrer Studie war herauszufinden, ob es Unterschiede im Verhalten von Schülern gibt, die auf die Größe der Schule, in der sie lernen, zurückzuführen sind. Sie fanden ihr Ziel bestätigt.

Die Forschungsgruppe um Barker ist also im Vergleich zu Lewin nicht an der individuellen Variablität interessiert, sondern an der Umwelt Variabilität und ihr Effekt auf das menschliche Verhalten. „The outside context which constitutes the ecological environment is the focus of this research" (Barker & Gump, 1964, S.5).

3 Gerhard Kaminski: Verhaltensmodifikation

Kaminski (1970) versucht, die existierende Wirklichkeit psychologischen Arbeitens zu beschreiben. „Das Tätigkeitsfeld klinisch-psychologischer Praxis soll mit Hilfe grundwissenschaftlich-psychologischer Denkweisen möglichst grundlegend und vollständig durchschaubar werden" (Kaminski, 1970, S. 17). Er ist, meiner Meinung nach, dabei sehr von Kurt Lewin, aber auch von Barker, beeinflußt worden. Auch Lewin schreibt: "Eine Situation objektiv beschreiben heißt in der Psychologie in Wirklichkeit: die Situation als die Gesamtheit jener Fakten und ausschließlich jener

Fakten beschreiben, die das Feld des betreffenden Individuums ausmachen" (Lewin, 1963, S.104). Kaminski geht weiter und meint, um einen Fall zu bearbeiten, muß der Psychologe, der Arzt usw. alle möglich ablaufenden Prozesse im Auge behalten und sich diese bewußt machen, um der Komplexität gerecht zu werden. „Man wird in der Psychologie immer mehr dazu kommen müssen, der ganzen Komplexität der Phänomene ins Auge zu sehen ... Haben Denkmodelle der Psychologie ihre „Ansatzstelle" jeweils in Versuchssituationen, die um methodologischer Rücksichtswillen mehr oder weniger stark vereinfacht worden sind, besteht die Gefahr, daß entweder die komplexere Lebenswirklichkeit mit Hilfe solcher Modelle ... nur einen sehr geringen Generalisierungsbereich für sich in Anspruch nehmen können, da sie jeweils viele Faktoren ausklammern" (Kaminski, 1970, S. 27). Kaminski geht von Mikroprozessen aus, die allen Prozessen zugrunde liegen. Diese müssen aufgedeckt werden, um als Psychologe oder Arzt adäquat handeln zu können. Man kann nochmals die Nähe zu Lewin sehen, dem es auch um die Beschreibung der Wirklichkeit ging. Lewin und Kaminski suchen „wissenschaftliche Konstrukta ..., die eine adäquate Darstellung psychischer Konstellationen erlauben, damit das Verhalten des Individuums daraus abgeleitet werden kann" (Lewin, 1963, S.104).

Kaminski entwickelt 1970 ein Arbeitsflußschema, welches immer komplexer die Wirklichkeit der Fallbearbeitung spiegeln soll. „Die Fallbearbeitung ist ein Arbeitsprozeß, der eine Unzahl von mikropsychologischen Teilprozessen in sich birgt" (Kaminski, 1970, S. 162).

Das Geschehen in Maßnahmen der sekundären Gesundheitsprävention kann man als eine Fallbearbeitung im Sinne Kaminskis sehen. Das Wichtigste dabei ist die Tatsache, daß der Arzt oder Psychologe etwas bei dem Patienten oder Klienten ändern möchte. So gesehen, ist die präventive Maßnahme eine „Praktische Phase" sensu Kaminski. Das Neue für die sekundäre Gesundheitsprävention ist die starke Gewichtung der diagnostischen Phase, die sonst in der Prävention keine große Rolle spielt. Dabei ist die Wirklichkeit des individuellen Falles von besonderer Bedeutung. Normalerweise werden Aussagen von allgemeiner Gültigkeit getroffen. Das Problem ist, daß die Praxis sich aber immer unter konkreten Umständen vollzieht. „Sofern sie (die Aussagen) sich unter diesen (bestimmten) Umständen als gültig erwiesen haben, ist damit noch nicht gesichert, daß sie auch für diejenigen individuellen Fälle als gültig angesehen werden können, mit denen es der Praktiker jeweils zu tun hat" (Kaminski, 1970, S. 54). „... die wissenschaftlich zu untersuchenden Phänomene werden von vornherein ihrer Individualität entkleidet und zu überindividuellen Kategorien zusammengefaßt" (Kaminski, 1970, S. 55).

In der Praxis braucht man aber Modelle, die der Individualität der Menschen gerecht werden. Man braucht ein differenziertes, gedanklich konstruiertes Funktionsmodell (siehe Abbildung 10, Abschnitt E). Sehr wichtig ist hierbei auch, daß sich der Arzt im klaren über das Ziel sein sollte, also über den Zustand 2. Kaminski betont, daß, je präziser das Ziel festgelegt ist, man später besser beurteilen kann, wann die Arbeit beendet ist. Zu jedem Zielzustand muß dann ein auf das Individuum passendes Änderungsmodell gefunden werden. Das Arbeitsflußschema setzt wiederholtes Durchlaufen der Schleifen voraus, und ein ständiges Überprüfen der Hypothesen, die in der diagnostischen Phase erarbeitet wurden. Man stellt also Hypothesen auf und muß sie ständig an diesem konkreten Fall verifizieren. Auch die Daten, die man von einer Person bekommt sind individuellspezifisch. Denn jede Person hat ein anderes Bezugssystem. Für jede Person heißt z.B. „schüchtern" etwas anderes. Man muß also immer fragen, welches die spezifischen Eigenarten des Bezugssystems sein könnten, von denen aus diese Einschätzungen getroffen werden. „Wenn der Psychologe auf Daten trifft, die vom Charakter her Kognitionen sind ... sollen ihm diese Aussagen oftmals einen Einblick vermitteln in das alltägliche Verhalten anderer Menschen, das er eigentlich selbst beobachten können müßte, an dem teilzunehmen ihm aber aus naheliegenden Gründen nicht möglich ist" (Kaminski, 1970, S. 96). Die Daten, Kognitionen, Verhalten und Verhaltenseffekte und Umstände, sind die „Kontaktstelle des Praktikers zur Wirklichkeit". Auch das Verhalten eines Menschen hat spezifische Aktualisierungsbedingungen. Das Verhalten von zwei Menschen mag nach außen hin gleich aussehen, doch es kann verschiedene Bedingungen haben.

Auf diese spezifischen Bedingungskonstellationen muß gesondert eingegangen werden. Die verschiedenen Bedingungshintergründe können eine Rolle für Verhaltensänderungen spielen. Zum Beispiel: "Analysiert er (der Psychologe, Arzt) ein einkommendes Verhaltensdatum unter dem Aspekt, wann und wie das Verhalten entstanden ist, trifft er an der Entstehungstelle auf vorgängige Verhaltensdispositionen, aus denen sich das neue Verhalten konstituiert hat. Wenn zu vermuten ist, daß an seiner Entstehung und Aufrechterhaltung dieses interessierenden Verhaltens ererbte Dispositionen in spezifischer Weise mitbeteiligt sind, wird sich diese Vermutung auf die Beurteilung des Verhaltens auswirken: Sie wird im allgemeinen zu der Annahme führen, daß der Modifizierbarkeit des Verhaltens dadurch engere Grenzen gesetzt sind" (Kaminski, 1970, S.130).

Kaminskis Modell ist vom Konzept $V=f(P,U)$; $V=f(S)$ von Lewin und von den Barkerschen Behavior setting Konzepten beeinflußt worden. Das Verhalten einer Person ist also beeinflußt von der Person und der Umwelt. Auf dieses Situationskonzept, das Gesamtkonzept der Situation, muß der Praktiker im aktuellen Handeln eingehen. Das Situationskonzept ist „all das, was durch Aktualisierung von Konzepten und ihren kognitiven Teilbeständen sukzessiv versammelt und relativ präsent gehalten wird und was dann ein neues kognitives System ausmacht" (Kaminski, 1970, S. 149). Es ist Grundlage für das Handeln, für den Praktiker und für den Klienten, denn jeder hat sein individuelles Situationskonzept aufgebaut.

Der Arzt oder Psychologe hat also für jeden individuellen Fall ein Konzept („der Fall"). Er baut dieses Konzept langsam auf. Zuvor gebildete Konzepte („Wissen") werden aktualisiert und präsent gehalten. Innerhalb des präsent gehaltenen Wissens (individuell) werden Ablesungen vorgenommen. Relationen werden hergestellt. Irgendwann ist dann das „Gesamt-Konzept" soweit aufgebaut, daß die praktische Phase angefangen werden kann. Diese muß dann vorentworfen, ausgeführt und überwacht werden. „Eine Situation wird soweit kogniziert, bis genügend Orientierung hergestellt ist, damit eine situationsgemäße Zielhandlung entworfen und ausgeführt werden kann ... es werden Systeme aktualisiert, die eine Zielhandlung steuern" (Kaminski, 1970, S. 161).

Kaminskis strategisches Arbeitsschema ermöglicht somit eine konkrete Analyse eines Phänomenenzusammenhangs. Sein Arbeitsflußschema soll als Ausgangspunkt dienen, als Grob-Schema, für eine individuelle Prävention. Es enthält schon eine Betrachtungsweise für eine Diagnostik auf mehreren Ebenen und betont die Wichtigkeit von Diagnostik, um Hypothesen für das Handeln aufzustellen.

E Prozeßmodell des Präventionsablaufs

Es soll ein Modell entwickelt werden, in dem individuelle Besonderheiten und Umweltvariablen berücksichtigt werden. Dieses Modell soll einen Überblick über die Möglichkeiten einer individuellen Prävention geben.

1 Theoretischer Ausgangspunkt

Nach Glueckauf et al. (1993, S. 19) können wir zwischen einem theoretischen und einem Meßmodell unterscheiden. „When we conduct an assessment, we actually are manipulating and testing our measurement model, which is a concrete representation of our theoretical model" (Glueckauf et al., 1993, S.19).

Als theoretisches Modell, als Grundstruktur, fungiert das Arbeitsflußschema von Kaminski (1970), welches er in seinem Buch mit zunehmender Komplexität ausarbeitet.

Dieses Arbeitsflußschema werde ich hier nur sehr grob erläutern, denn Kaminski brauchte zur Ausarbeitung und Erklärung immerhin sein gesamtes Werk (siehe Kaminski, 1970), welches das Schema und das psychologische Handeln in der Praxis ausführlichst darstellt.

Das Wichtigste an den Ideen von Kaminski für diese Untersuchung, ist seine Schilderung des Arbeitsablaufs in der Praxis, und die Betonung der Wichtigkeit von einer diagnostischen und einer praktischen Phase. Er spricht von der psychologischen Praxis, aber seine Ausführungen sind ebenso bedeutsam für die medizinische Praxis.

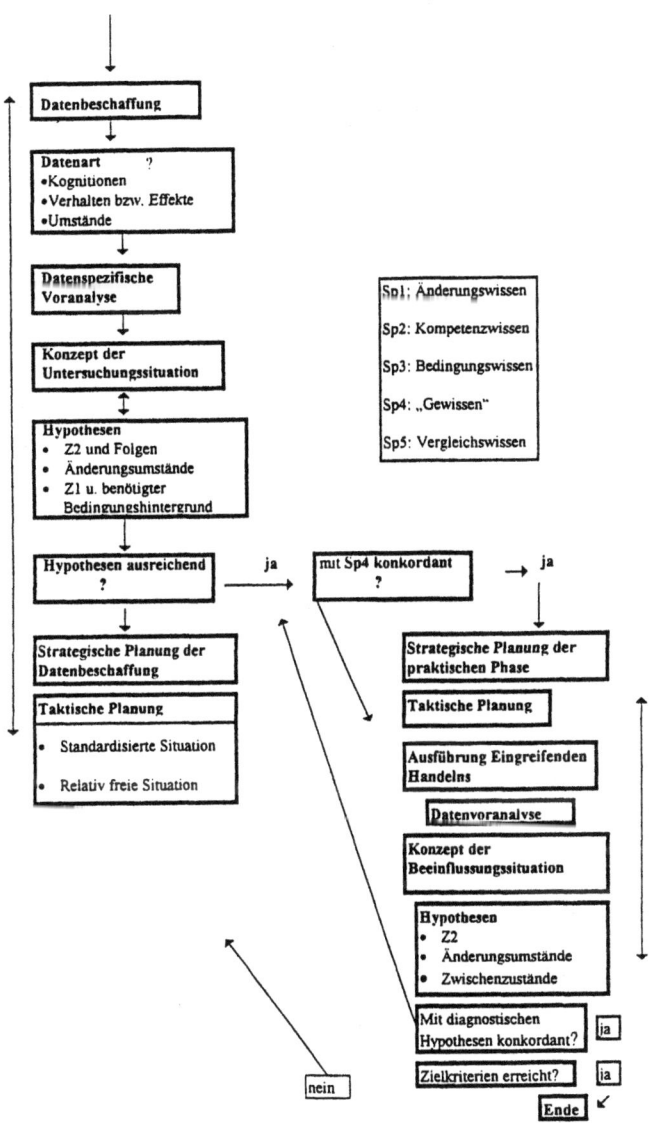

Abb. 10: Arbeitsflußschema (Eigener Entwurf nach Kaminski, 1970, S.473)

Ich werde hier das Schema analog der Abbildung kurz erläutern.

Sobald ein Patient die Praxis, den Behandlungsraum betritt, setzt die diagnostische Phase ein. Die Datenbeschaffung beinhaltet nicht nur die Daten, die der Patient von sich erzählt, sondern die behandelnde Person nimmt vieles an dem Patienten wahr. Diese Eingangsdaten können Kognitionen, Verhaltenseffekte oder sonstige Umstände des Patienten sein. Viele Daten erhält der Arzt natürlich auch aus den Schilderungen des Patienten. Diese Daten werden in einem komplizierten kognitiven Verfahren von dem Psychologen oder Arzt bearbeitet. Dieses Wissen, das der Arzt nun von dem Patienten gesammelt hat, kann immer nur Vermutungen, also Hypothesen sein. „... daß alle diagnostischen Auswertungen irgendwelcher Daten den Charakter von Hypothesen, von hypothetischen Interpretationen haben. Hypothesen werden zunächst erfunden, provisorisch als gültig gesetzt, dann beurteilt, geprüft, beibehalten oder verworfen" (Kaminski, 1970, S.37). Die behandelnde Person muß sich also immer wieder fragen, ob die Hypothesen ausreichend für das praktische Tun sind. Sind sie es nicht, muß die Datenbeschaffungsphase immer wieder durchlaufen werden, bis genügende Informationen vom Patienten vorhanden sind um praktisches Handeln zu ermöglichen. Man muß also sein praktisches Handeln auf den Hypothesen aufbauen. Wichtig hierbei ist das wiederholte Durchlaufen der Schleifen (loops). Nebenher muß der Arzt natürlich immer im Auge behalten, was er erreichen möchte. Wie also soll der Endzustand, der Zustand 2 (Z2 im Gegensatz zum Ausgangszustand Z1), aussehen. Es ist wichtig, „... daß der Psychologe (Arzt) in seiner Arbeit von klar angegebenen Zielkriterien gesteuert wird. Er wird so lange immer wieder in den Arbeitsprozeß hinein zurückgeleitet, bis die Zielkriterien erfüllt sind" (Kaminski, 1970, S.39). Für die diagnostische Phase ist also eine geplante Datenbeschaffung wichtig.

Das Wichtigste an dem Schema von Kaminski ist jedoch seine Analyse der Untersuchungssituation, also das Situationskonzept, das jeder Patient individuell aufbaut. Der Arzt und der Patient unterhalten sich in der Praxis über das Leben des Patienten „draußen". Der Arzt greift mit seinem Tun nicht direkt in das Leben des Patienten ein. Es wird zwar über das Leben des Patienten gesprochen und ihm Empfehlungen gegeben, doch dies geschieht in einem sehr speziellen Rahmen. Das Wichtige ist hier, daß der Patient Dinge aus der Praxis in sein wirkliches Leben übertragen muß. „Für einen sehr großen Teil der einkommenden Daten gilt also, daß sie im Medium einer Untersuchungssituation an den Psychologen (Arzt) herankommen, sich oft erst innerhalb dieses Mediums konstituieren" (Kaminski, 1970, S.236). Der Arzt sollte also das gesamte Spektrum des Lebens des Patienten im Auge behalten, um zu wissen, „wie der Klient die Untersuchungssituation aufnimmt, wie er sie von seinem 'sonstigen Leben' aus verarbeitet" (Kaminski, 1970, S.239). Viele Dinge im Leben des Patienten könnten eine Rolle für sein Handeln in der Praxis spielen. Er wird auch immer wieder von anderen Aspekten seines Lebens im Laufe des Gesprächs beeinflußt werden. „In der Regel dürfte ein Klient im Verlauf der Untersuchung mehrere und verschiedenartige fundamentale Situationskategorisierungen aktualisieren und mal diese, mal jene innerhalb des Situationskonzepts vorrangig bestimmt werden lassen" (Kaminski, 1970, S.241). Der Arzt muß also jedes einkommende Datum vor dem Hintergrund des Situationskonzeptes des Patienten analysieren.

Das scheint unmöglich zu sein. Aber je mehr ein Arzt von seinem Patienten weiß, je länger er ihn kennt, je besser und intensiver, individueller er die diagnostische Phase betreibt, desto mehr wird er auch von dem Leben des Patienten wissen und dieses in sein Handeln einbauen können. Er wird im Laufe der Zeit seine Hypothesen über den Patienten immer wieder revidieren und erneuern, sich aber zunehmend ein besseres Bild von ihm machen können. „Je mehr sich dann Hypothesen über den Zustand 1 eines Klienten ansammeln, um so mehr wird es möglich, diese Analyse-Instanz selbst zu überprüfen und zu korrigieren. Denn zu dem Bild, das der Untersucher vom Zustand 1 eines Klienten allmählich aufbaut, gehören Hypothesen speziell auch darüber, in welcher Weise die Untersuchungssituation von dem Leben sonst her bestritten wird. Diese speziellen Hypothesen über den Zustand 1 - die selbst fernhin ständig überprüft und korrigiert werden müssen - treten dann an die Stelle der anfänglich, noch unüberprüften Vermutungen über die Untersuchungskategorisierungen des Klienten. - Die einkommenden Daten werden schließlich also mit Hilfe von Hypothesen vor-analysiert, die zunehmend besser auf den individuellen Klienten zugeschnitten sind und über seine jeweilig aktuellen Kategorisierungen der Untersuchungssituation Auskunft geben"(Kaminski, 1970, S.250). Der Arzt wird also im Laufe der Zeit seine diagnostische Phase immer individueller betreiben können, je mehr Information er über seinen Patienten bekommt.

Das Ziel der diagnostischen Phase ist es, ausreichende Informationen von dem Patienten zu bekommen, um praktisch eingreifen zu können. Dabei ist noch wichtig, ob der Arzt es mit seinem Gewissen (von Kaminski Speicher 4 genannt) vereinbaren kann, sein praktisches Handeln auszuführen. Sind seine Hypothesen über den Patienten und der zu erreichende Zustand 2 mit seinem Gewissen konkordant - und sind seine Hypothesen ausreichend, dann kann die praktische Phase anfangen.

Wieder ist der wichtigste Punkt für die praktische Phase das aufgebaute Situationskonzept des Klienten. „In der diagnostischen Phase war das Situationskonzept das Klienten der Punkt, an dem sich für den Untersucher alles 'von außen Mitgebrachte' versammelte, sozusagen der Umschlagplatz für den Import aus dem Leben draußen. - Umgekehrt muß in der praktischen Phase das Situationskonzept des Klienten der Ort sein, von dem aus der Praktiker in das Leben draußen hinauszuwirken versucht" (Kaminski, 1970, S.469). Der Arzt muß also sein Handeln genauesten auf jeden individuellen Patienten abstimmen, denn zwei Patienten werden nicht das gleiche Situationskonzept, hier Konzept der Beeinflussungssituation genannt, aufgebaut haben.

Das Handeln in der praktischen Phase ist wie in der diagnostischen Phase immer ein Handeln mit Schleifen-Charakteristik. Der Arzt muß immer wieder sein Handeln mit den vorher geschaffenen Hypothesen überprüfen. „Das eingreifende Handeln der praktischen Phase ist - wie das Diagnostizieren - ein sequentiell organisierter Vorgang; oder: es hat Regelkreis-Charakteristik" (Kaminski, 1970, S.470).

Der Arzt muß zunächst sein Handeln strategisch und taktisch planen. Die strategische Planung betrifft die Verwirklichung des Zustandes 2, also das Erreichen des Zielzustandes. Dies betrifft also das Leben draußen. Es müssen konkrete Änderungsmodelle avisiert werden. Das taktische Planen betrifft das jeweils spezielle Situationskonzept, also die Individualität, des Patienten. „Taktisches Planen ist ... dadurch charakterisiert, daß es die Realisierung von Änderungsumständen abstimmt auf das Situationskonzept der einzelnen zu ändernden Person, das heißt auf das Konzept von der Beeinflussungssituation, das jeweils in ihnen besteht: Welche Änderungsumstände muß der Psychologe (hier der Arzt) innerhalb der Beeinflussungssituation verwirklichen (d.h. wie muß er sich selbst verhalten), damit gleichsam auf dem Wege über das besondere Konzept von der Beeinflussungssituation, das (jeder Patient) entwickelt, dieser sich im Leben draußen ... so verhält, wie es die strategische Planung vorsieht" (Kaminski, 1970, S.474). Also wie muß der Arzt ganz individuell sein Handeln auf den Patienten abstimmen.

Nach der strategischen und taktischen Planung kommt der Arzt zum Handeln (in unserem Fall die präventive Maßnahme). Sein Handeln bezieht sich auf vorher entwickelte Änderungsmodelle. Der Arzt muß bestimmtes Änderungswissen haben, um bei jedem Patienten den Zielzustand, den er erreichen möchte, auch erreichen zu können. Hier setzt wieder die Bedeutung der Beeinflussungssituation ein. Der Arzt muß die Individualität seines Patienten immer im Auge behalten. Das, was dem Patienten in der Praxis erzählt, erklärt, beschrieben oder vermittelt wird, muß nicht nur für die Zeit des Arztbesuches Gültigkeit haben, sondern der Patient muß in seinem Leben außerhalb der Praxis präventiv handeln. Das Wichtige ist also, daß der Arzt den Patienten so beeinflußt, daß die Maßnahme auch im Leben draußen fruchtet. „Das Einwirken des Psychologen (Arzt) geschieht ... in einer bestimmten konkreten Situation. Die Modifikation, die der Kommunikator dort zu erreichen versucht, soll sich jedoch eigentlich und hauptsächlich im Leben draußen bemerkbar machen ... Das angewendete Änderungsmodell muß also in der Lage sein, den funktionellen Zusammenhang mit zu erfassen, der zwischen den Modifikationen in der spezifischen Situation mit dem Psychologen (Arzt) einerseits und dem Verhalten des Patienten in bestimmten Arten von Situationen in Leben draußen anderseits besteht. Unter Berücksichtigung dieses funktionellen Zusammenhanges muß die Einwirkung des Psychologen (Arzt) möglichst in einer solchen Weise geplant und ausgeführt werden, daß sich Kognizieren und Verhalten des Patienten vor allem in jenen relevanten Lebenssituationen ändern" (Kaminski, 1970, S.471). Als Beispiel könnte man sagen, daß der Patient nicht nur lernen muß, das Rauchen in der Arztpraxis einzustellen, sondern er muß auch lernen, dies in seinem Leben aufzugeben. Der Arzt sollte so auf den Patienten einwirken, daß dieser das Rauchen auch innerhalb seines Freundeskreises einstellt.

Wie schon mehrfach gesagt, hat auch die praktische Phase Schleifen-Charakteristik. Das heißt, der Arzt muß immer wieder seine in der diagnostischen Phase erarbeiteten Hypothesen überprüfen und immer den Zustand 2, das Ziel im Auge behalten. Schafft er die Zielerreichung mit bestimmten Änderungsmodellen nicht, muß er neue Änderungshypothesen aufstellen und gegebenenfalls nochmals in die diagnostische Phase zurückgehen. Dort muß er neue Daten beschaffen, die für die Zielerreichung nützlich sein könnten.

Der Arbeitsfluß ist ein sich überlappender Prozeß, von immer neuem Diagnostizieren und Hypothesenüberprüfen bis hin zur Zielerreichung.

2 Meßmodell

Wichtig für Konzepte der sekundären Gesundheitsprävention ist bei dem oben beschriebenen Modell, daß der Arzt eine diagnostische Phase in sein Handeln einbauen sollte, denn nur so kann er die praktische Phase auf die individuellen Eigenschaften des Patienten abstimmen.

Als Meßmodell müssen die individuellen und Umwelteigenschaften, die das Situationskonzept ausmachen, in das Modell eingeführt werden. Durch theoretischem und praktischem Research wurden diese Faktoren ermittelt. Die Fragestellung dazu lautete: „Welche Bedingungen determinieren das Verhalten? Was geht in einer Person vor, wenn sie einer Maßnahme ausgesetzt wird, wenn sie gesagt bekommt, mache dies oder mache dies nicht?"

Es spielen unterschiedliche Dimensionen individueller und Umweltunterschiede eine Rolle. Diese Faktoren müssen handhabbar gemacht werden, so daß der Arzt sie berücksichtigen kann.

Der wichtigste Punkt ist, daß der Arzt den „psychologischen Lebensraum" (Lewin, 1963, 1969), das Situationskonzept des Patienten erfassen muß, um dadurch sein Einwirken in der praktischen Phase auf die individuellen Eigenschaften des Patienten abzustimmen, damit die Maßnahme zum Erfolg führt.

Darauf aufbauend kann man dann experimentell untersuchen, wie man Patienten unterschiedlich beraten muß, damit der Patient in die Maßnahme einwilligt und damit sie letztendlich erfolgreich ist.

MEẞMODELL:

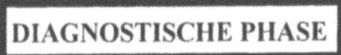

Patient ist in Praxis
(Behandlung des primären Problems)

Diagnostische Phase der sekundären Gesundheitsprävention
↓
Datenbeschaffung
Daten:
Konzept der Situation
„psychologischer Lebensraum"
„Welche Dinge sind zu berücksichtigen für eine effektive
Gesundheitspräventionsmaßnahme?"

$$[V=f(S) \rightarrow V = f(P,U)]$$

Individuelle Faktoren	**Umweltfaktoren**
1. Motivation	1. Soziales Netzwerk
2. Persönlichkeit	2. Gruppenzugehörigkeit
3. Streß	3. Ökologische Umwelt
4. Subjektive Krankheitstheorie	4. Lebensbedingungen
5. Allg. persönliche Daten	5. Randbedingungen
6. Intelligenz	6. Person des Arztes/Ärztin

• Maßnahme
• Psychosoziales Klima

(Zwischen der individuellen und der Umweltebene bestehen vielfache Wechselwirkungen,
die zu einem spezifischen Konzept der Situation und ein damit einhergehendes spezifisches
Verhalten des Patienten führen. Die praktische Phase muß darauf abgestimmt werden.)
↓
Hypothesen über den Patienten

(Kann ich aufgrund der Hypothesen die ich jetzt über das Verhalten
des Patienten habe, überhaupt das Verhalten des Patienten ändern?)
↓
wenn **nein**, zurück zur Datenbeschaffung

68

wenn **ja**:

↓

Zustand 2 (Z 2) Bestimmung

(Was soll erreicht werden? Welche Risikofaktoren sollen ausgeschaltet, welche Krankheiten verhindert werden?)

↓

Hypothesen ausreichend? Mit Speicher 4 (Gewissen) konkordant?

↓

wenn **nein**, zurück zur Datenbeschaffung
wenn **ja**, mit der praktischen Phase anfangen

↓

```
PRAKTISCHE PHASE
```

Planung der praktischen Phase
(Maßnahme spezifisch entwickeln, abgestimmt auf
die Eigenschaften der jeweiligen Person.)

↓

Ausführung eingreifenden Handelns

↓

Konzept der Situation

(Handeln abstimmen auf die in der DP ermittelten spezifischen Umstände der Person)

mit den in der DP ermittelten Hypothesen konkordant?

↓

wenn **nein**, zurück zur Datenbeschaffung
wenn **ja**:

Zielkriterien erreicht (Z 2)?

↓

wenn **nein**, zurück zur Planung der Praktischen Phase
wenn **ja**:
↓
ENDE

Jeder Faktor im psychologischen Lebensraum, im Situationskonzept einer Person, muß theoretisch definiert werden, um so erfaßbar und meßbar zu sein.

1 Individuelle Faktoren

1 Motivation

a. Leistungsmotivation

Motivation ist die Mobilisierung von Energien und ihre Ausrichtung auf ein Ziel (Schmale, 1995, S.226). Menschliches Handeln ist hiernach zielorientiert. Ohne diese Zielorientiertheit wäre eine Handlung sinnlos. „Die fehlende Ausrichtung auf ein Ziel und die fehlende Erkenntnis der Zusammenhänge entziehen dem Handeln das Motiv und damit die Mobilisierung und Ausrichtung von Energie" (Schmale, 1995, S.227). Die Sinngebung einer Handlung ist von großer Bedeutung, weil ohne sie die Handlung wahrscheinlich nicht ausgeführt werden würde. Der Mensch muß Einsicht in die Zusammenhänge von Handlung und Endprodukt bekommen.

Heckhausen unterscheidet zwischen situationsspezifischen und persönlichkeitsspezifischen Determinanten.

„Die situationsspezifischen Determinanten folgen dem Handlungspfad „Situation - Handlung - Ergebnis - Folgen - Oberziel". Die persönlichkeitsspezifischen Determinanten interpretiere ich als den Niederschlag häufig durchlaufender Handlungspfade, die als deren Folge zu Handlungstendenzen führen und somit die Persönlichkeit formen und charakterisieren: Motivspezifische Auffassung - Motivspezifische Wertungsgewichte - Aufsuchungsversus Meidungstendenzen, motivspezifische Normstandards und Attribuierungstendenzen" (Schmale, 1995, S. 229).

Für die Prävention von Krankheiten kann das Motivationsmodell von Heckhausen herangezogen werden - gleichzeitig als Konzept und Meßmodell.

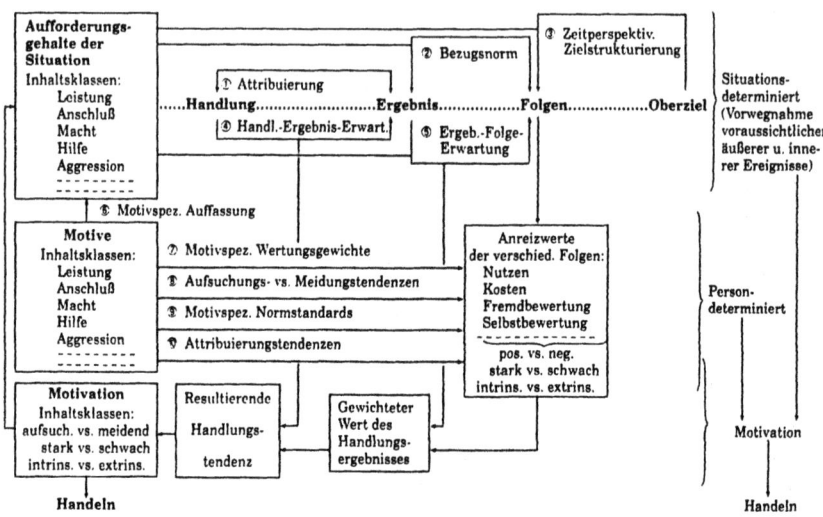

Abb. 11: Modellschema des Motivationsprozesses mit fünf situationsspezifischen und fünf persönlichkeitsspezifischen Determinanten (Heckhausen, 1977, aus Schmale, 1995, S. 230)

b. Attribuierungstendenzen

Die Ursachenzuweisung kann man als Unterthema der Motivation betrachten. Für das zielgerichtete Handeln einer Person ist es von Bedeutung, welche Erwartungen sie an ihr Handeln knüpft. Wichtig hierbei ist die Selbst- oder Fremdattribuierung. Sieht eine Person sich selbst als ausschlaggebend für eine Handlung an oder fühlt sie sich fremdgesteuert. Schreibt eine Person das Ergebnis einer Handlung sich selbst zu oder externen Begebenheiten.

Weiner (1974) faßt diese Ursachenzuweisung in einer Attribuierungstheorie zusammen. Er unterscheidet drei Arten von Kausalattribuierung: „global" versus „spezifisch", „stabil" versus „variabel" und „internal" versus „external". Dieser Ansatz versucht zu beschreiben, wie Menschen ihre Erfolge oder Mißerfolge sehen.

Dimension	Internal		External	
	stabil	variabel	stabil	variabel
global				
durchgefallener Student	Fehlen der Intelligenz	Erschöpfung	ETS[1] gibt unfaire Tests	heute ist Freitag, der 13.
zurückgewiesene Frau	ich bin für Männer unattraktiv	meine Konversation ist manchmal für Männer langweilig	Männer müssen mit intelligenten Frauen sofort konkurrieren	Männer haben manchmal zurückweisende Launen
spezifisch				
durchgefallener Student	Fehlen von mathematischer Fähigkeit	Mathematikaufgaben kotzen mich an	ETS gibt unfaire Mathematiktests	der Mathematiktest hatte die Nr. 13
zurückgewiesene Frau	ich bin für ihn unattraktiv	meine Konversation langweilt ihn	er muß sofort mit intelligenten Frauen konkurrieren	er war in zurückweisender Laune

[1] ETS = Educational Testing Service, eine Institution in den USA, in der zukünftige Studenten vor dem Eintritt in die Universität getestet werden.

Abb. 12: Formale Charakteristika von Attributionsmustern mit einigen Beispielen nach Abramson et al., 1978 (aus Bastine, 1990, S. 211)

Wie Menschen die Kausalität einer Handlung wahrnehmen hat Konsequenzen für ihr Handeln. Sie sind motiviert, die Handlung nochmals auszuführen, oder sie sind dadurch nicht motiviert. Nach der obigen Abbildung würde zum Beispiel ein durchgefallener Student, der global und stabil attribuiert, sein Durchfallen seiner mangelnden Intelligenz zuschreiben. Er wäre mit solch einer Attribuierungstendenz wahrscheinlich wenig motiviert, weiterhin für irgendwelche Examen zu lernen. Würde er aber spezifisch und stabil attribuieren und seine schlechte Note nicht sich selber sondern dem Test zuschreiben, wenn er sich außerdem als intelligent ansieht, wäre er gewiß für ein anderes Examen wieder motiviert.

c. Anspruchsniveau

Dieser Begriff wurde ursprünglich von Kurt Lewin in die Psychologie eingeführt. Unter dem Anspruchsniveau versteht man, was eine Person sich selber als Ziel steckt oder von sich verlangt. Entscheidend dabei ist der Erfolg oder Mißerfolg vorausgegangener Leistungen. Dies determiniert dann die Einstellung zu späteren Leistungen.

2 Persönlichkeit

Wie schon mehrfach in dieser Arbeit betont, ist jeder Mensch einzigartig und diese Einzigartigkeit muß, besonders wenn man Verhalten ändern möchte, berücksichtigt werden. In der psychologischen Forschung gibt es keine allgemein gültige Persönlichkeitstheorie oder Definition. Für diese Untersuchung finde ich die Arbeitsdefinition von „Persönlichkeit", so wie sie Pervin (1981, S. 15) vorschlägt, sehr nützlich: „Persönlichkeit repräsentiert solche Eigenschaften einer Person oder der Menschen generell, die ein beständiges Verhaltensmuster ausmachen". Menschen sind einerseits konsistent in ihrem Verhalten, aber sie zeigen auch Ähnlichkeiten im Verhalten mit anderen Menschen.

Diese intra- und interindividuellen Unterschiede und Gemeinsamkeiten müssen erfaßt werden, wenn man Maßnahmen zur Verhaltensänderung einleiten möchte. Es gibt zur Messung der Persönlichkeit sehr viele Persönlichkeitstests. Für unseren Rahmen wären Tests, Fragebögen für eine normale, nicht klinische Population angemessen, z.B. der FPI (Freiburger Persönlichkeits Inventar von Fahrenberg).

3 Streß

a. Streßkonzept

Zu dem Themengebiet Streß gibt es unterschiedliche Konzepte und Theorien. Dorsch Psychologisches Wörterbuch definiert Streß als Belastung oder jede Belastung, die als solche erlebt wird (Dorsch, 1987). Bastine (1990) sagt weiterhin dazu: „Als 'Streß' kann ... sowohl eine Reizgegebenheit (z.B. Lärm), ein organisches Antwortverhalten (Streß als Reaktion), ein Zustand eines Individuum- Umweltsystems oder ein Beziehungsphänomen definiert werden (die Person wirkt aktiv auf die Störung des Person - Umwelt Gleichgewichts ein und ist an deren Entstehung beteiligt)" (Bastine, 1990, S. 258). Ausgangspunkt für weitere Streßforschungsarbeiten waren endokrinische Untersuchungen von Selye (1956). Nach Selye ist Streß eine unspezifische physiologische Reaktion. Das heißt, durch welche Auslöser auch immer hervorgerufen, im Körper finden die gleichen Reaktionen statt. Selye nannte dies das „Allgemeine Anpassungssyndrom" (AAS). Dieser Prozeß läuft in drei Phasen ab (nach Schmale, 1995): Als erstes setzt die Alarmphase ein, wo der Körper Energien zu mobilisieren versucht, um den Stressor abzuwehren. Danach findet die Resistenzphase statt. Der Körper hat jetzt die höchste Widerstandsfähigkeit. Der Körper ist aber blockiert für andere Dinge. Die dritte Phase ist die der Erschöpfung, wo alle adaptiven Mechanismen aussetzen.

Ein anderes Streßkonzept ist das von R.S. Lazarus (1966). Bei dieser Theorie wird das Verhältnis der Person mit seiner spezifischen Umwelt betont (Streß als Beziehungsphänomen). Das Wichtigste an diesem Ansatz ist die subjektive Wahrnehmung und Bewertung der Umwelt, des Stressors, durch die Person. „Die Beziehung zwischen Person und Umwelt wird als psychisch vermittelt und aktiv beeinflußt verstanden, d.h. die Person nimmt ihre Umwelt subjektiv wahr und bewertet sie (appraisal). Somit wird der 'Streßreiz' nicht nur durch die objektive Situationsbedingung ..., sondern auch durch die subjektive Wahrnehmung und Bewertung der Situation gebildet, so daß schließlich schon die Antizipation einer Bedrohung streßauslösend wirken kann (antizipatorischer Streß) (Bastine, 1990, S.258). Das letztere, der antizipatorische Streß, d.h. bevor ein Stressor objektiv sichtbar ist, ist besonders für diese Untersuchung wichtig, weil bei der Prävention Krankheiten noch nicht ausgebrochen sind, aber erahnt werden können. Die Angst vor einer Krankheit kann also schon zu beträchtlichem Streß führen. Die Gruppe um Lazarus unterscheidet außerdem vier Stufen des Prozeßablaufs (nach Schmale, 1995): die primäre Bewertung, die sekundäre Bewertung, Bewältigungsversuche und die Neubewertung.

b. Bewältigungsstile

Der Bewältigungsprozeß, auch Coping genannt, ist der dritte Schritt in der Auseinandersetzung mit Stressoren.

Nach Lazarus gibt es vier Klassen von Verarbeitungsstrategien, wie eine Person mit dem Stressor oder belastenden Situationen umgeht. Es wird zwischen allgemeinen Formen der Verarbeitung und spezifischen Verarbeitungsmöglichkeiten unterschieden (Lazarus & Averill, 1972, S.243). Zu den allgemeinen Formen gehören direkte Handlungen und intrapsychische Prozesse. Die direkten Handlungen versuchen, den Stressor bewußt zu beseitigen. Bei den intrapsychischen Prozessen handelt es sich um eine kognitive Auseinandersetzung, die vorwiegend in der Person selbst stattfindet. Daraus resultieren dann die spezifischen Formen des Copings. Dies wären z.B. Vermeidung, Angriff, Untätigkeit, Zielstrebigkeit oder kognitive Dissonanzreduktion im Falle eines intrapsychischen Prozesses.

Antezendente Bedingungen	Situationsvariablen Ökologische und Reizbedingungen	Dispositionsvariablen Persönlichkeitseigenschaften, Einstellungen, kognitive Stile
Psychische Mediatoren	Kognitive Beurteilungsprozesse („Appraisal") (Primäre) Beurteilung der Bedrohung („Primary Appraisal") (Sekundäre) Beurteilung der Bewältigungsmöglichkeiten Neubewertung („Reappraisal") aufgrund neuer Ereignisse und Überlegungen	
Allgemeine Formen der Verarbeitung („Coping")	Direkte Handlungen Vorwiegend aktive Beseitigung der Bedrohung oder Schaffung eines befriedigenden Zustandes	Intrapsychische Prozesse Vorwiegend kognitive Formen der Konfliktlösung
Spezifische Verarbeitungsmöglichkeiten	z.B.: Vermeidung, Angriff Untätigkeit, Zielstrebigkeit	z.B.: Aufmerksamkeitsveränderung (Vigilanz oder Vermeidungstendenzen), realistische oder defensive Neubewertung, Wunscherfüllungsphantasien

Abb. 13: Theoretische Unterscheidung für die Analyse von Bewältigungsprozessen und emotionalen Prozessen nach Lazarus & Averill, 1972. (aus Bastine, 1990, S.214)

c. Erholung und Belastung

Neben der Belastung, und wie eine Person sich damit auseinandersetzt, ist natürlich auch die vorhandene oder nichtvorhandene Erholung von Bedeutung (Kallus, 1992). Wichtig ist bei diesem Konzept, daß man beim Betrachten der Belastungssituation einer Person, immer die allgemeine Situation, den aktuellen somatischen und psychischen Zustand und die habituellen Eigenschaften und die Erfahrungen einer Person im Auge behalten muß. Falls eine Person keine Erholungsphasen bei großer Belastung einlegt, kann es zu schwerwiegenden Folgen, wie psychosomatischen Erkrankungen, kommen. Erholungsphasen aber können die Belastungssituationen zum Teil aufheben und somit den Körper regenerieren. Besonders im Krankheitsgeschehen und Umgang mit Krankheiten ist die Erholung von überaus wichtiger Bedeutung.

→ Erholungs-Belastungs-Fragebogen (EBF) von Kallus, 1991.

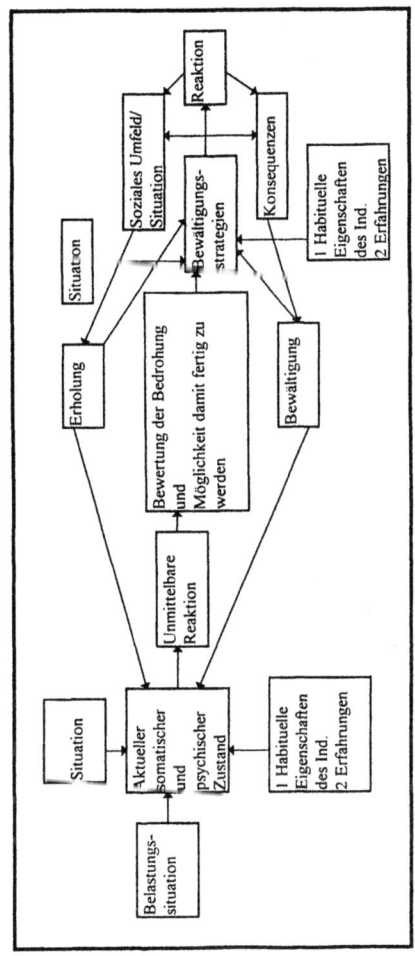

Abb. 14: Modell zur Darstellung des Belastungsgeschehens, wirkungsmodifizierender Faktoren und Erholungsvorgänge (Eigener Entwurf nach Kallus, 1992)

d. life events

Diese life events, zu deutsch kritische Lebensereignisse, sind Ereignisse von Personen, „die weder geplant noch für einen bestimmten Zeitpunkt vorausgesehen noch erwünscht oder von der Person selbst herbeigeführt worden sind" (Bastine, 1990, S. 162). Die Forschung hierzu begann in den sechziger Jahren. Ihr Hauptanliegen ist herauszufinden, welche Umweltbegebenheiten zu Stressoren werden und wieviel und welchen Stressoren Individuen ausgesetzt sind. Dazu sind zwei Forschungsrichtungen zu nennen. Die eine Forschungsgruppe um Holmes und Rahe (1967) entwickelte die „Social readjustment rating scale" (SRRS). Hier sind 42 Lebensereignisse aufgelistet, und der Grad der individuellen Belastung ermittelt man durch Addition der einzelnen Items. In der Skala sind positive sowie negative Ereignisse aufgelistet. Die Autoren gehen, wie Selye, von dem Vorhandensein guten und schlechten Stresses (Eustress und Distress) aus.

Ein weiterer Forschungsansatz, die „Life Event Schedule", entwickelte sich um den Engländer George Brown (Brown & Harris, 1978). Der Streß insgesamt wird hier, im Gegensatz zu der obigen Skala, qualitativ berechnet. Beiden Skalen ist gemeinsam, daß sie die Belastung einer Person rückblickend erfassen wollen. Unter anderem interessiert sich die life event Forschung für die Genese psychischer Störungen. Aber belastende Lebensereignisse spielen natürlich auch in der Präventivmedizin eine Rolle. Wenn eine Person schon vielen Stressoren ausgesetzt ist, wird ihr Einsatz für präventives Handeln wahrscheinlich eher gering sein im Gegensatz zu einer Person, die nicht so vielen Belastungen ausgesetzt ist.

4 Subjektive Krankheitstheorien

Welche Theorie eine Person über eine bestimmte Krankheit hat kann für das Krankheits- oder Gesundheitsverhalten einer Person von Bedeutung sein. Ob sie eine Krankheit als überwindbar oder nicht einstuft hat natürlich Konsequenzen, ob sie versucht die Krankheit zu überwinden, oder ob sie sich der Krankheit hingibt. Falls eine Person meint, daß ihre beginnende Krankheit nicht mehr aufzuhalten sei, ob sie nun die Risikofaktoren ausschaltet oder nicht, wird sie von alleine nicht präventiv handeln. Dies würde eine Präventivmaßnahme erschweren. Außerdem ist in diesem Zusammenhang der Krankheitsgewinn von Bedeutung, den eine Person aus einer bestimmten Krankheit zieht. Dabei ist wichtig zu wissen, was die Krankheit oder der Umgang mit bestimmten Risikofaktoren für das Leben der Person bedeutet.

5 Allgemeine persönliche Daten

Um angemessen eingreifen zu können, muß der Arzt bestimmte Ausgangsdaten des Patienten kennen. Dazu gehören der allgemeine Gesundheitszustand, aktuelle physische Zustände (z.B. akute Grippe etc.), gesundheitsbewußtes Verhalten (Ernährung, Sport) und das individuelle Risikoverhalten der Person.

Außerdem sind hierbei auch gewisse biographische Daten des Patienten zu berücksichtigen. Dazu gehören das Alter, das Geschlecht (bei Männern und Frauen bestehen unterschiedliche Prävalenzraten für bestimmte Krankheiten) und bestimmte somatische Eigenarten (z.B. Taubheit etc.).

6 Intelligenz

Für jegliche persönliche Veränderung ist auch die Intelligenz des Patienten zu berücksichtigen. Es gibt sehr viele verschiedene Theorien und Definitionen zu dem Thema Intelligenz. Die meisten Theorien haben gemeinsam, „daß sie als das wesentliche Moment der Intelligenz die Fähigkeit bezeichnen, sich in neuen Situationen auf Grund von Einsichten zurechtzufinden oder Aufgaben mit Hilfe des Denkens zu lösen, ohne daß hierfür die Erfahrung, sondern vielmehr die Erfassung von Beziehungen das Wesentliche ist" (Dorsch, 1987, S. 310). Wichtig für die Prävention bei dieser Definition ist, daß ein Mensch die Kompetenz besitzen sollte, sich in einer neuartigen Situation zurechtzufinden und Dinge zu lernen, ohne auf Vorerfahrung zurückzugreifen. Die wichtigsten Forscher auf diesem Gebiet waren Spearman mit seiner Zwei-Faktoren Theorie (G-Faktor) der Intelligenz, die durch den Culture Fair Test (CFT) von Catell (1972) meßbar gemacht wurde. Noch zu nennen ist Thurstones Multiple Faktorentheorie, die im Leistungs-Prüf-System (LPS) von Horn (1962) ihre Umsetzung fand. Hinzu kommen Strukturmodelle der Intelligenz (siehe Guilford, 1956).

Häufige Anwendung findet außerdem der Intelligenz Struktur Test von Amthauer (IST-70) (Amthauer, 1970), der sich auch im wesentlichen an Thurstone anlehnt.

2 Umwelt Faktoren

1 Soziales Netzwerk

Der wichtigste Punkt bei diesem Forschungsansatz ist die These, daß Menschen, die in engen sozialen Beziehungen leben, besser mit Belastungen fertig werden und seltener erkranken als Personen ohne enge Beziehungen. Gemeint sind Menschen, die Familie haben und in einem Freundeskreis eingebettet sind. „Je stärker eine Person in ein soziales Beziehungsgefüge mit wichtigen Bezugspersonen eingebunden ist, desto besser kann diese Person mit ungünstigen sozialen Lebensbedingungen, kritischen Lebensereignissen und andauernden Lebensbelastungen umgehen, und desto weniger treten Symptome der Belastung wie soziale, psychische oder somatische Auffälligkeiten auf" (Hurrelmann, 1988, S.112). Ein wichtiges Stichwort zu diesem Thema ist auch 'Soziale Unterstützung'. Das eingebettet sein in ein stabiles soziales Netzwerk hat eine Unterstützungsfunktion. Aber nicht jedes soziale Gefüge ist dabei unterstützend. Manche Teile des Netzwerks oder einzelne Personen können auch belastend sein. Dabei ist dann genau zu klären, welche Teile des Netzwerks am besten die unterstützenden Funktionen erfüllen. Die beiden Begriffe 'soziale Unterstützung' und 'soziales Netzwerk' sind nicht synonym zu verwenden. „Unter sozialem Netzwerk kann das Gefüge von sozialen Beziehungen verstanden werden, in das eine Person einbezogen ist. Das Netzwerk bildet sich aus dem Gesamt der Kontakte, die eine Person zu anderen Personen besitzt. ... Es ist die gesamte strukturelle Beschaffenheit sowie die Qualität und Funktion der Beziehungen in einem Netzwerk, die über das mögliche Unterstützungspotential dieses Netzwerks entscheiden" (Hurrelmann, 1988, S.113).

Zur Erfassung der sozialen Unterstützung sollten die familiäre Situation und die Eingebundenheit im Freundeskreis geklärt werden. Es gibt einen Fragebogen zur Erfassung der sozialen Unterstützung („The social support questionnaire" von Sarason, Levine, Basham & Sarason, 1983).

2 Gruppenzugehörigkeit

Jeder Mensch lebt als Mitglied vieler verschiedener Gruppen. Sein Verhalten wird mitdeterminiert durch seine verschiedenen Gruppenmitgliedschaften, also durch den sozialen Kontext. Die unterschiedlichen Gruppenmitgliedschaften verursachen wiederum jeweils ein bestimmtes Rollenverhalten. Wenn ein Patient eine Arztpraxis betritt, handelt er aus der Rolle des Patienten und stellt wiederum mit dem Arzt eine Gruppe dar, die sein Verhalten auf bestimmte Weise beeinflußt. Wenn nun ein Arzt dem Patienten zu bestimmten präventiven Maßnahmen rät, kann es dem Patienten in seiner Rolle als Patient gut einleuchten, dieses präventive Verhalten auch zu zeigen. Verläßt er daraufhin die Praxis und handelt nun als Mitglied einer anderen Gruppe, mag das präventive Verhalten ihm nicht mehr leicht fallen. Im Falle des Rauchens, wäre es wahrscheinlich besonders schwer, das Rauchen aufzugeben, würden Familienmitglieder und Freunde rauchen. Der Arzt sollte auf diese verschiedenen Gruppenmitgliedschaften eingehen und sie dem Patienten bewußt machen.

Einen wichtigen Beitrag zu dem Thema Gruppenidentität und Gruppenverhalten bietet die Soziale-Identitäts-Theorie von Taifel, die sehr gut beschrieben wird in dem Buch „Social Identifications" von Hogg und Abrams (1988).

3 Ökologische Umwelt

Das Verhalten eines Menschen ist nicht nur abhängig von der Person selber, sondern es ist auch sehr geprägt von der Umwelt, in der der Mensch lebt, also von situativen Begebenheiten. Dazu können verschiedene Ansätze und Bereiche beschrieben werden, die versuchen, das Leben von Menschen in ihrer konkreten Umwelt zu untersuchen.

a. Behavior Settings (Definition siehe Abschnitt D 2)

Eine Arztpraxis ist ein solches Behavior setting. Die physikalischen Eigenschaften sind in den meisten Praxen ähnlich (Vorzimmer, Warteraum, Behandlungszimmer usw.). Auch das Behandlungszimmer sieht meistens ähnlich aus, und in ihm finden charakteristische Handlungsweisen statt. Es kann davon ausgegangen werden, daß, sobald ein Patient ein Behandlungszimmer betritt, bestimmte charakteristische Verhaltensweisen automatisch ablaufen. „It may be helpful to think of behavior settings as miniature social systems whose basic function is to carry out setting programs" (Wicker, 1979, S.755). Diese automatisch immer wieder ablaufenden Programme muß der Arzt beim präventiven Handeln mit berücksichtigen. Zum Beispiel sehen viele Patienten den Arzt als eine sehr große Autorität, der sie in dem Behavior setting Behandlungszimmer nie widersprechen würden. Sobald sie sich aber nicht mehr im Behandlungszimmer befinden, könnte ihr Handeln dann gegenläufig sein, z.B. bei sich Zuhause. Dies muß mit in die Behandlung einkalkuliert werden. „... that ecological psychologists develop a technology for deliberately intervening in behavior settings to improve setting functioning and to increase the satisfaction and well-being of the people ... who occupy them" (Wicker, 1979, S. 762).

b. Uri Bronfenbrenner: Ökologische Psychologie

Bronfenbrenner (1981) stellt die Umwelt als ein geschachteltes Handlungssystem dar. Die Umwelt besteht aus mehreren hierarchisch aufgebauten Systemen. Um das Verhalten einer Person analysieren zu können, muß man sie als Mitglied aller drei Ebenen verstehen. Die unterste Ebene besteht aus Mikrosystemen. Das Individuum bildet mit anderen Einzelpersonen diese Mikrosysteme (in unserem Fall wäre die Arzt-Patienten Beziehung so ein Mikrosystem). Mehrere Mikrosysteme bilden Mesosysteme, die wiederum zusammen Makrosysteme bilden. Mesosysteme sind Freundeskreise, die Familie oder eine Abteilung in einer Firma. Makrosysteme sind die größten Einheiten. Sie bilden den kulturellen und gesellschaftlichen Hintergrund. Makrosysteme wären ganze Firmen, Kirche oder Schulen. Das Individuum ist gleichzeitig Mitglied mehrerer Systeme auf allen drei Ebenen. Der Mensch macht sich ein subjektives Abbild dieser objektiven Gegebenheiten und handelt so nach einer subjektiven Perspektive.

Der Arzt muß seinen Patienten als Mitglied mehrerer Systeme sehen, die in Wechselwirkung miteinander stehen. Nur so kann er die Komplexität des menschlichen Verhaltens verstehen.

c. physikalisch/architektonische Dimension

Diese Dimension umfaßt die objektiven Merkmale der Umwelt, „die im weitesten Sinne geographische und klimatische Bedingungen umfassen können, oder enger gefaßt, Charakteristika der gebauten Umwelt und deren Ausstattung oder Einzelmerkmale wie Geräuschpegel, Helligkeit oder Temperatur" (Weidenmann & Krapp, 1986, S.454). Wichtig für das Verhalten des Menschen sind seine Lebensbedingungen. Dabei ist die Wohnung und deren Umfeld von Bedeutung. Es ist zu beachten, ob ein Mensch genügend Bewegungsfreiheit hat oder ob er auf engstem Raum mit mehreren anderen Personen zusammenlebt. Auch der Arbeitsplatz ist wichtig. Wie der Arbeitsplatz gestaltet ist, ob es ein Büro ist oder ein Fließband Arbeitsplatz, spielt für das Verhalten und das Einwirken darauf eine Rolle. Diese Aspekte müssen bei der Prävention bedacht werden.

4 Randbedingungen

Diverse Randbedingungen, wie zum Beispiel die Tageszeit und das Wetter spielen auch eine Rolle im Verhalten eines Individuums. Die Leistungsfähigkeit eines Menschen ist frühmorgens am höchsten und hat ein Leistungstief in der Mittagszeit. Bei manchen Menschen, die sehr wetterfühlig sind, sollte man auch das Wetter berücksichtigen, wenn man mit ihnen Maßnahmen zur Verhaltensänderung bespricht.

5 Person des Arztes

Natürlich spielt auch bei der Prävention, wie bei vielen anderen Maßnahmen, die Person des Arztes eine wichtige Rolle. Die Persönlichkeit des Arztes unterliegt verschiedenen Wechselwirkungen mit der spezifischen Persönlichkeit des Patienten. Bei manchen Menschen bewirkt eine autoritäre Person mehr Handlungsbereitschaft als eine sehr partnerschaftlich eingestellt Person, und in anderen Fällen ist es genau das Gegenteil. In den meisten Fällen bewirkt aber ein anti-autoritärer, partnerschaftlicher Stil die meisten Verhaltensänderungen. Dies ist aber nicht bei jeder Person der Fall, und deshalb muß der Arzt sehr individuell handeln.

3 Maßnahme

1 Vorerfahrung

Es spielt auch die Vorerfahrung, also die Übung mit bestimmten Maßnahmen, eine Rolle. Je öfter man sich mit einer Maßnahme auseinandergesetzt hat oder wenn man schon frühere Erfolge auf diesem Gebiet zu verzeichnen hatte, desto gewillter ist eine Person wahrscheinlich, nochmals präventiv zu handeln. Zum Beispiel, wenn eine Person schon einmal erfolgreich abgenommen hat, ist sie eher bereit, eine Raucherentwöhnungsmaßnahme mitzumachen.

2 Kosten/Nutzen

Auch die Kosten und den Nutzen, den eine Person aus einer präventiven Maßnahme zieht, sind zu bedenken. Wie steht die Person zum Beispiel zur Raucherentwöhnung? Es könnte ein Problem sein, wenn im Freundeskreis der zu behandelnden Person die meisten Freunde rauchen. Die sozialen Kosten, das Rauchen aufzugeben, könnten dadurch höher sein als der gesundheitliche Nutzen. Diese Kosten/Nutzen Relation muß bedacht werden, um dem Patienten gegebenenfalls andere Möglichkeiten und Ziele der Prävention aufzuzeigen, die seine Kosten aufwiegen.

3 Länge der Maßnahme

Die Länge der Maßnahme, beziehungsweise ihre Komplexität spielt auch für die Compliance des Patienten eine Rolle. Ist die Maßnahme zu lang und/oder zu komplex, verringert sich die Compliance-Rate. Es muß immer wieder einzeln die Länge der Maßnahme und die Komplexität abgewogen werden.

4 Psychosoziales Klima

Mit psychosozialem Klima ist die von der Person subjektiv empfundene Umwelt gemeint. Es geht vor allem darum, „daß das Klima einer bestimmten Umwelt durch die sich dort aufhaltenden Personen repräsentiert (ist)" (Weidenmann & Krapp, 1986, S.456). In dem Arzt/Patienten Geschehen ist hier die erlebte Empathie des Arztes, seine Aufgeschlossenheit, Offenheit, Interesse, Freundlichkeit und Wärme für das psychosoziale Klima wichtig.

3 Zusammenfassende Darstellung des Modells

Das Wichtigste aus dem erläuterten Prozeßmodell für die Prävention ist die individuelle Diagnostik, die betrieben werden sollte, damit eine Maßnahme die größtmögliche Chance auf Erfolg hat. Nur wenn eine diagnostische Phase eingehalten wird, dürfte ein Arzt die praktische Phase beginnen. Die Schleifencharakteristik des Modells garantiert, daß immer wieder Hypothesen aufgestellt werden, die überprüft und gegebenenfalls verworfen oder als gültig erachtet werden. Die Diagnostik muß so lange betrieben werden, bis man genügend Information für die praktische Phase erhalten hat. Wichtig ist auch, daß der behandelnde Arzt das Ziel (Z 2) im Auge behält und seine Hypothesen an diesem überprüft.

Das Situationskonzept des Patienten ist der zentrale Punkt des Prozeßmodells, sowohl für die diagnostische als auch für die praktische Phase. Dabei sind folgende Faktoren (individuelle und Umweltfaktoren) zu berücksichtigen, wenn man eine auf den Patienten abgestimmte und erfolgreiche Prävention betreiben möchte.

Zu den individuellen Faktoren gehört die Motivation, wozu die Leistungsmotivation, Attribuierungstendenzen und das Anspruchniveau zu zählen sind. Außerdem spielt die Persönlichkeit des Patienten und das Streßgeschehen eine Rolle. Dabei sind die Copingmechanismen, Erholungsphasen und kritische Lebensereignisse zu berücksichtigen. Subjektive Krankheitstheorien, allgemeine persönliche Daten und die Intelligenz das Patienten gehören des weiteren dazu.

Zu den bedeutenden Umweltfaktoren gehören soziale Netzwerke (Familie, Freundeskreis) und die verschiedenen Gruppenzugehörigkeiten des Patienten. Außerdem spielt die spezifische ökologische Umwelt eine Rolle. Darunter kann man Behavior settings, Handlungssysteme und die physikalisch/architektonische Umwelt zählen. Spezifische Randbedingungen, wie das Wetter oder die Tageszeit, könnten außerdem einen Einfluß auf das Situationskonzept des Patienten haben. Sehr wichtig ist die Persönlichkeit des behandelnden Arztes und sein Gesprächsstil. Auch die Vorerfahrung mit präventiven Maßnahmen und das psychosoziale Klima in der Praxis spielen eine Rolle.

Diese genannten Faktoren wirken dann in der Praxis auf den Patienten ein und determinieren sein Situationskonzept. Der Allgemeinmediziner muß dieses beachten, um so eine adäquate Diagnostik zu betreiben. Dadurch kann er genügend Hypothesen für die praktische Phase der Behandlung aufstellen. Es besteht so die beste Chance auf eine erfolgreich betriebene präventive Maßnahme.

F Ansatz für eine Evaluation des Modells

Bevor eine Evaluationstudie, denn das Endziel dieser Untersuchung ist die Evaluation der sekundären Prävention mit dem Prozeßmodell, überhaupt begonnen werden kann, muß man sich im klaren sein, was Evaluation für diese Untersuchung überhaupt bedeutet.

1 Theoretischer Hintergrund

1 Evaluationsbegriff

Evaluation ist in erster Linie ein Begriff der Bewertung oder Wertung. Aus Wittmann (1985, S.17) ist dazu zu lesen: „Evaluation meint dabei den Prozeß der Beurteilung des Wertes eines Produktes, Prozesses oder eines Programms, was nicht notwendigerweise systematische Verfahren oder datengestützte Beweise zur Untermauerung einer Beurteilung erfordert". Kaluzny und Veney (1988, zitiert aus Hurrelmann & Laaser, 1993, S.407) sehen dieses Thema als: „Sammlung von Informationen durch verschiedene methodologische Strategien, um die Relevanz, das Management, die Effektivität und die Langzeitauswirkungen von Gesundheitsvorsorgeprogrammen zu bestimmen". Für Schwartz (Schwartz in: Hurrelmann & Laaser, 1993, S. 407) wiederum sollte Evaluation „grundsätzlich und offen definiert werden als die umfassende wissenschaftliche Beurteilung des Nutzens, der Kosten und sonstiger interner und externer Wirkungen von Produkten, Verfahren, Projekten, Modellen, Einrichtungen oder Programmen des Gesundheitswesens". Er betont die Bewertung der Nutzendimension, was auch für unsere Studie von Interesse ist.

Im Großen und Ganzen kann man sagen, daß es keine einheitliche Definition von Evaluation im Gesundheitswesen gibt. „Evaluation- more than any science - is what people say it is, and people currently are saying it is many different things. Evaluation is a set of theoretical and practical activities without a widely accepted paradigm. Few people agree on the best way to evaluate" (Glass & Ellet, 1980, zitiert aus Wittmann, 1985, S. 40).

Die Vielzahl der Evaluationsbegriffe bedeutet für jede Studie, daß der Evaluationsbegriff, und das was untersucht werden soll, umfassend definiert werden muß.

Für die vorliegende Studie kann man die Evaluationsansätze von Rossi & Freeman (1985) und von Wottawa & Thierau (1990) anwenden. Diese Ansätze wurden auch in der Evaluation des Projekts „Gesund & Bewegt" (eine Untersuchung des Sportinstituts der Universität Kiel, der Techniker Krankenkasse und des Landessportverbandes Schleswig-Holstein) verwendet.

Rossi & Freeman (1985) definieren Evaluation als die systematische Anwendung wissenschaftlicher Methoden zur Bewertung:
1. der Konzeption,
2. der Implementation und
3. der Wirksamkeit einer sozialen Interventionsmaßnahme.

Diese drei Punkte könnte man unter dem Begriff der entwicklungsorientierten Evaluation (Wottawa & Thierau, 1990) zusammenfassen, wo das primäre Ziel der Evaluation die Optimierung des Programms ist. Die praxisorientierte Evaluation interessiert sich in erster Linie für die Implementation und die Wirksamkeit, die theorieorientierte Evaluation behandelt die wissenschaftliche Seite, die theoretischen Annahmen des Programms. Diese vorliegende Untersuchung folgt am ehesten dem umfassenden Evaluationsmodell der entwicklungsorientierten Evaluation, denn es geht uns um die Optimierung der sekundären Prävention.

2 Eine individuumsorientierte Evaluation

In der überwiegenden Mehrzahl der Evaluationsstudien werden Gruppen miteinander verglichen, die verschiedenen Maßnahmen ausgesetzt worden sind. Es fehlen Evaluationsstudien und Evaluationsmethoden, wo individuelle Unterschiede und Prozeßabläufe adäquat berücksichtigt werden. Campbell (Campbell, 1974, zitiert aus Goldstein, 1980, S.241) „... notes that our evaluation efforts have emphasized outcome and ignored process measures. Thus, evaluation efforts have missed the richness of detail concerning how events occurred and even what went wrong". Dieses nicht berücksichtigen von individuellen Unterschieden (pre-existing differences) ist auch ein Grund dafür, daß Autoren wie Rossi (Rossi, 1978, zitiert aus Wittmann, 1985, S.72) zu folgendem Schluß kommen: „If there is any empirical law that is emerging from the past decade of widespread evaluation research activities, it is that the expected value for any measured effect of a social program is zero. In short, most programs, when properly evaluated, turn out to be ineffective or at best marginally accomplishing their set aims. There are enough exceptions to prevent this empirical generalization from being phrased as the 'Iron Law of Social Program Evaluation' but the tendency is strong enough to warrant placing bets on negative evaluation outcomes in the expectation of making a steady but modest side income". Levine (1974, S.664) argumentiert diesbezüglich: „... the social nature of human beings does not permit us to accept the assumption of interchangeability, the assumption of the essential independence and neutrality of each subject unit, that the logic of experimentation and statistical inference requires; and random assignment to experimental conditions cannot overcome this limitation". („The argument might be considered trivial were it not for the fact that difficulty in replicating experiments is endemic in psychology" (Fishbein & Ajzen, 1972, zitiert aus Levine, 1974, S.664.) Man kann einen Menschen also nicht unabhängig von seinem sozialen und historischen Kontext sehen. „The complex, connected, intertwined, nonindependent nature of the issues involved in whole human activities requires a research instrument that is itself complex and high powered enough to be able to understand and to formulate concepts about human life; to untangle, to unravel, and yet to appreciate the whole" (Levine, 1974, S.665).

Man braucht Meßinstrumente, die der komplexen Ganzheit einer Interventionsmaßnahme gerecht werden. Es wurde versucht, ein solches Meßmodell oben darzustellen.

2 Untersuchung

Um eine verbesserte Methode testen zu können, muß erst einmal beschrieben werden, wie sekundäre Prävention betrieben wird. Es muß geklärt werden, was Ärzte unter sekundärer Gesundheitsprävention verstehen, ob sie diese betreiben und wie.

Bei dieser Studie habe ich mich für eine Befragung von Allgemeinmedizinern entschlossen. Dieses wurde aus folgendem Grunde getan (siehe auch Abschnitt A 1). Die Allgemeinmediziner garantieren gegenüber den spezialisierten Ärzten eine Kontinuität in der Behandlung. Sie kennen den Patienten meistens schon über einen längeren Zeitraum und begleiten ihn in seiner Krankheitsgeschichte.

1 Hypothesen generierende Gespräche

Mit sechs Allgemeinmedizinern wurden circa halbstündige Gespräche geführt. Fünf von den Gesprächen wurden bei den Ärzten abgehalten, vier davon wurden auf Band aufgezeichnet und ein Gespräch erfolgte telefonisch.

Es wurden folgende Fragen erörtert:
a. Was verstehen Sie unter sekundärer Gesundheitsprävention?

b. Betreiben Sie sekundäre Prävention?
c. Wenn ja, wie betreiben Sie sie?

2 Ergebnisse der Befragung

Die ersten Frage: „Was verstehen sie unter sekundärer Gesundheitsprävention?" konnte keiner der befragten Ärzte beantworten. Die Aufteilung in primäre, sekundäre und tertiäre Prävention war keinem bekannt. Auch nach einer Erläuterung, was unter den Begriffen verstanden wird, blieb das Konzept ihnen fremd und nicht besonders plausibel.

Die Frage, ob Prävention betrieben wird, wurde durchgängig mit ja beantwortet. Mit der dritten Frage der Handhabung der Prävention hatten alle Ärzte ihre Schwierigkeiten. Sie meinten zwar, daß sie Prävention betreiben, konnten aber nicht eindeutig beschreiben „wie". Die Prävention scheint intuitiv betrieben zu werden. Die Zeit für eine ausführliche Prävention mit eingehender Diagnostik hat nur eine Ärztin (Sie nimmt sich pro Patient 1 bis 1 1/2 Stunden Zeit). Die anderen beschrieben ihre Zeitnot und den zu großen Kostenfaktor. Durchschnittlich hätten sie nur 15 Minuten für jeden Patienten Zeit.

Auf die Frage der individuellen Diagnostik, eine auf das Individuum abgestimmte Prävention, wurde eine intuitive Handhabung genannt. Nur eine der befragten Ärzte konnte sagen, daß sie die Diagnostik bewußt, systematisch betreibt.

In der Praxis findet also keine eigentliche Diagnostik statt, die sowohl somatische sowie psychische und Umweltvariablen berücksichtigt. Das Abstimmen der Behandlung auf individuelle Eigenschaften des Patienten erfolgt intuitiv und wenig strukturiert. Es zeigte sich auch ein bestimmter Frust unter den Ärzten, da sie zu wenig Zeit pro Patienten haben, um eine adäquate Diagnostik zu betreiben. Ein wenig wird auch resigniert. In der Praxis konzentriert man sich hauptsächlich auf Krankheiten und nicht auf das Verhindern von Krankheiten. Die meisten Ärzte beginnen erst dann, wenn Störungen vorhanden sind. Sie fangen also meistens erst dort an, wo die Prävention aufhört.

Zu dem Thema der Compliance war Enttäuschung unter den Medizinern zu spüren. Dazu kommt der wahrscheinliche Verlust des Patienten, wenn man ihm zu oft vorschreibt, was er zu unterlassen hätte oder machen sollte, um gesünder zu leben. Es besteht die Annahme, daß der Patient sich einen neuen Arzt sucht, der ihm das erzählt was er hören möchte.

Zusammengefaßt kann man sagen, daß die Hauptthemen bei den Gesprächen folgende waren: Begriff der sekundären Prävention unbekannt; intuitive Diagnostik; Zeitproblematik; Kostenfaktor; bei Prävention kein Leidensdruck; Frust wegen mangelnder Compliance.

3 Befragung zu Präventionsgesprächen

1 Vorlauf

Aus diesen Gesprächen und dem Prozeßmodell wurde ein Fragebogen entwickelt, der die Bedeutung der Prozeßmodellfaktoren, der Prävention und deren Anwendung bei einer größeren Anzahl von Ärzten erfragen soll. Es wurde hier generell nur nach Prävention gefragt, weil das Befragen (siehe oben) ergeben hatte, daß sich kein Arzt mit der sekundären Prävention befaßt hatte und so bei den Gesprächen generell nur von Prävention die Rede war.

Dieser Fragebogen wurde erstmals an einer Stichprobe von 15 Allgemeinmedizinern getestet.

2 Fragebogen
(siehe Anhang)

1 Ergebnis

Es wurde so gut wie kein Rücklauf erzielt. Es scheint, daß ein anonymes Papier und Bleistift-Verfahren für diese Untersuchung nicht geeignet ist. Aus diesem Grund wurde entschieden, aus dem schon vorhandenen Fragebogen ein strukturiertes Interview zu entwickeln und Allgemeinmediziner direkt zu befragen.

3 Anwendung des Fragebogens als strukturiertes Interview
(Die Bedeutung der modell-relevanten Faktoren aus Sicht der Ärzte)

Aus dem weiter oben beschriebenen Fragebogen wurde ein strukturiertes Interview entwickelt. Nach Friedrichs (Friedrichs, 1985, S.208) sind bei einem strukturierten Interview die Fragethemen und die Frageanordnung festgelegt.

Das Interview ist in strenger Anlehnung an den Fragebogen und auf Basis des Prozeßmodell entwickelt worden. Die modell-relevanten Faktoren wurden mit einbezogen.

Der Interviewleitfaden ist im ersten Abschnitt anhand des oben beschriebenen Prozeßmodells entwickelt worden. Die erste Frage „Was sind Ihrer Meinung nach die Ursachen für den Erfolg oder Mißerfolg präventiver Maßnahmen?" ist in zwei Untergruppen geteilt, in der jeweils mehrere Fragen zu beantworten sind.

Diese zwei Gruppen sind einmal die individuellen Faktoren des Patienten und zum zweiten Umweltfaktoren, als Ursache für den Erfolg oder Mißerfolg präventiver Maßnahmen. Sie haben wiederum einzelne Untergruppen mit mehreren spezifischen Fragen, die direkt aus dem Prozeßmodell entnommen wurden.

Das Interview soll weiter einen Einblick in den Ablauf von Präventionsgesprächen geben, die Bedeutung der modell-relevanten Faktoren aus Sicht der Ärzte darstellen, krankheitsspezifische Faktoren und Erfolgsfaktoren für präventive Gespräche aufzeigen und klären, wie Ärzte auf die Individualität der Patienten eingehen.

1 Interviewleitfaden
(siehe Anhang)

2 Auswertung

Als erstes wurde der Fragebogen quantitativ ausgewertet. Die einzelnen Fragen wurden kodiert und mit dem Computerprogramm Excel ausgewertet. Die Fragen mit ja/nein Antworten bekamen die Kodierung 1 oder 0 und die zwei Rangreihen das Kodierungsschema 0,1,2,3,4.

Die offenen Fragen, so wie zusätzliche Kommentare wurden qualitativ ausgewertet. Die Angaben wurden auf Gemeinsamkeiten untersucht und entsprechend gruppiert.

G Ergebnisse

Es wurden 20 Allgemeinmediziner mit dem Interviewleitfaden befragt. Davon waren zwölf Ärztinnen und acht Ärzte. Im Alter lagen sie zwischen 27 und 58 Jahren.

1 Ergebnisse der geschlossenen Fragen (Quantitative Auswertung)

1 Individuelle Faktoren

Die erste Frage „Was sind Ihrer Meinung nach die Ursachen für den Erfolg oder Mißerfolg präventiver Maßnahmen?" ist in zwei Bereiche geteilt. Der erste Abschnitt ist der der individuellen Faktoren des Patienten als Ursache für das Erfolgreichsein einer Maßnahme.

Es meinen alle 20 befragten Ärzte, daß die Motivation des Patienten dafür wichtig ist. Nur 12 der befragten Allgemeinmediziner finden aber, daß die Motivation des Patienten Schmerzen zu vermeiden, dafür eine Rolle spielt.

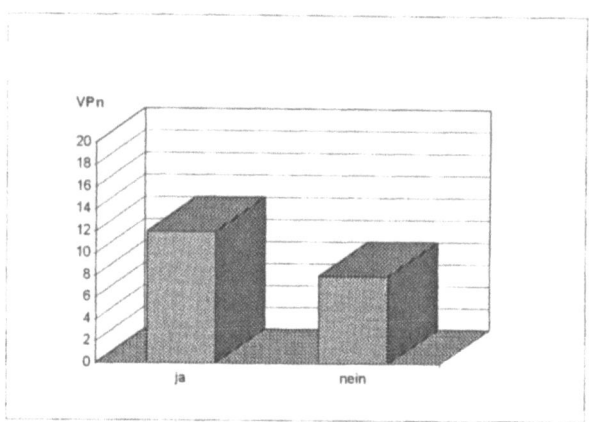

Abb. 15: Die Motivation des Patienten Schmerzen zu vermeiden

18, beziehungsweise 17 Ärzte halten die Motivation, gesund zu bleiben und die Erhaltung der Leistungsfähigkeit für wichtig. Immerhin noch 14 erachten die Leistungsorientierung des Patienten als einen zu beachtenden Faktor.

Einstimmigkeit herrscht in der Meinung zur Persönlichkeit. Alle befragten Ärzte meinen, daß die Persönlichkeit und die interindividuellen Unterschiede der Patienten für die Prävention eine Rolle spielen. Aber nur 14, beziehungsweise 15 Ärzte erachten die Ängstlichkeit und das allgemeine Selbstvertrauen als einen wichtigen Faktor.

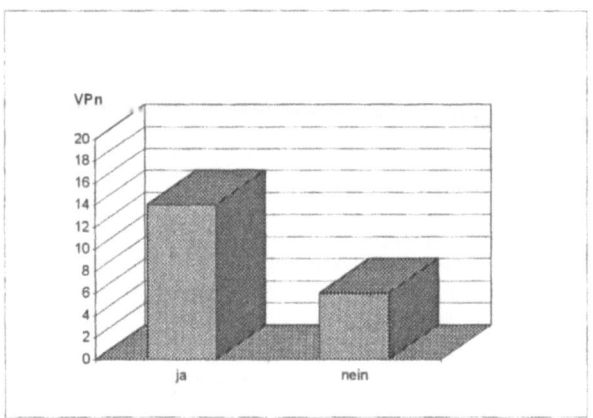

Abb. 16: Die Angstlichkeit der Patienten

Uneinheitlichkeit besteht in der Meinung über das Streßgeschehen als Ursache für das Erfolgreichsein einer präventiven Maßnahme (nur 15 Ärzte bejahen diese Frage). 15 Ärzte sehen auch den Umgang des Patienten mit Streß als einen Faktor. Aber nur 11 meinen, daß die Menge des Streßgeschehens eine Rolle spielt.

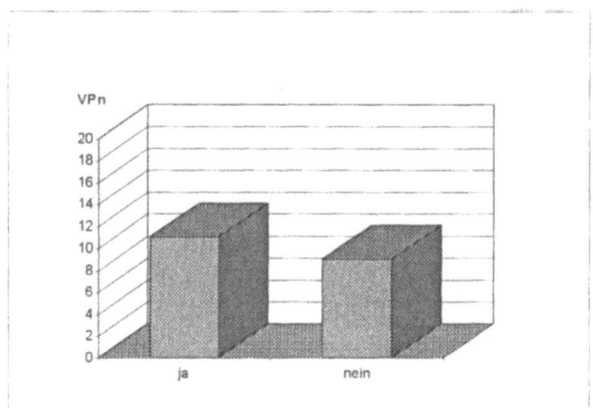

Abb. 17: Die Menge des Streßgeschehens im Leben des Patienten

Wiederum 16 Ärzte meinen, daß die Bewertung von Belastungen für das Erfolgreichsein einer Maßnahme wichtig ist. 18 Ärzte meinen, daß es auf die nicht ausreichenden Bewältigungsmechanismen ankommt und 17, beziehungsweise 16 Ärzte finden den Umgang des Patienten mit Stressoren und den Umfang von Erholungsphasen wichtig. Auch die kritischen Lebensereignisse werden als ausschlaggebend angesehen. Jeweils 17 Ärzte finden, daß die Menge sowohl als der Effekt dieser Ereignisse für die Person bedeutend für eine präventive Maßnahme sind.

Die Antworten zum Thema der Wichtigkeit von subjektiven Krankheitstheorien gehen etwas auseinander. 17 Ärzte meinen, daß subjektive Krankheitstheorien eine Rolle spielen, und sogar 19 Ärzte stufen das Gesundheitsbewußtsein der Patienten als wichtig ein. Aber nur 15 Ärzte meinen, daß die Einstufung der Gefährlichkeit einer Krankheit und der Glaube, daß eine Krankheit verhindert werden kann, im präventiven Geschehen eine Rolle spielt. Der Krankheitsgewinn einer Krankheit erachten nur 12 Ärzte als wichtig. Die Wahrnehmung des eigenen Körpers und das Bild, das der Patient von sich selber hat, werden von 16, beziehungsweise 14 Ärzten mit ja beantwortet.

Immerhin noch 6 Ärzte meinen, daß der allgemeine Gesundheitszustand des Patienten keine Rolle im präventiven Geschehen spielt. Nur ein Arzt findet, daß das Auftreten von neuen Symptomen nicht wichtig ist.

Die Anzahl an vorherigen ernsthaften Erkrankungen und die Erfahrung mit Krankheitsvorbeugung sehen 16, beziehungsweise 15 Ärzte als bedeutend an. 18 Ärzte meinen, daß allgemeine persönliche Daten des Patienten eine Rolle für den Erfolg oder Mißerfolg einer präventiven Maßnahme spielen. Nur 13 Ärzte räumen dem Umgang mit Risikofaktoren Bedeutung ein.

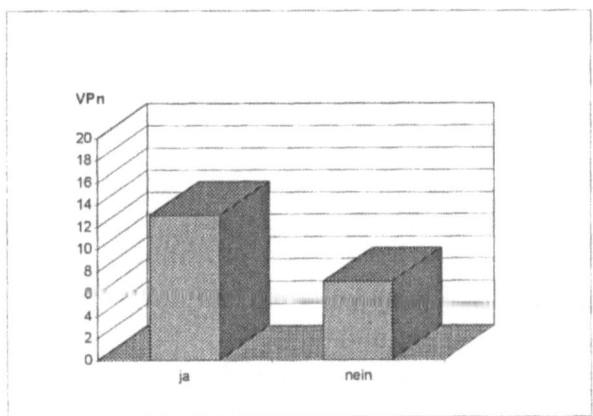

Abb. 18: Umgang mit Risikofaktoren

Gesundheitsbewußte Ernährung und Sport treiben halten 17, beziehungsweise 14 Ärzte für wichtig.

Wenn es um die biographischen Daten der Patienten geht, sieht das Meinungsbild sehr verschieden aus. 14 Ärzte halten das Alter für wichtig, aber nur 9 Ärzte das Geschlecht des Patienten. Noch 10 Ärzte meinen, daß der Beruf des Patienten eine Rolle spielt, aber nur 5 Ärzte meinen dies über das Einkommen des Patienten. Die überwiegende Anzahl von Ärzten (17) halten die Bildung für wichtig, aber nur 7 meinen, daß der Familienstand des Patienten wichtig wäre.

Der Anspruch des Patienten an sich selbst, und die Ziele, die ein Patient sich selbst steckt, finden nur jeweils 3 Ärzte als nicht bedeutend.

Fast einstimmig, nämlich 19 Ärzte finden, daß die Intelligenz des Patienten wichtig für die Prävention ist. Daß die Kompetenz eines Patienten, sich intellektuell mit einer Maßnahme auseinanderzusetzen, wichtig ist, finden 17 Ärzte. Einstimmigkeit herrscht in der Meinung über die Kompetenz, eine Maßnahme verhaltensmäßig umzusetzen (alle Ärzte bejahen die Frage). Nur ein Arzt meint, daß die Kompetenz, emotional mit einer Maßnahme umzugehen, keine Rolle spielt. Die Wichtigkeit der Fähigkeit, sich in neuartigen Situationen zurechtzufinden, betonen 17 Ärzte.

2 Umweltfaktoren

Die folgenden Ergebnisse beziehen sich auf die Umweltfaktoren als Ursache für den Erfolg oder Mißerfolg einer präventiven Maßnahme. Das soziale Netzwerk wird fast einheitliche (19 Bejahungen) als wichtiger Faktor angesehen. Auch die soziale Eingebundenheit und die familiäre Situation finden jeweils 18 Ärzte relevant. Die Gruppenzugehörigkeit des Patienten als Faktor für die Prävention spielt nur für 13 Ärzte eine Rolle. Auch die Eingebundenheit in einen Freundeskreis und der Umgang mit Risikofaktoren sehen nur 14 Ärzte als bedeutsam an.

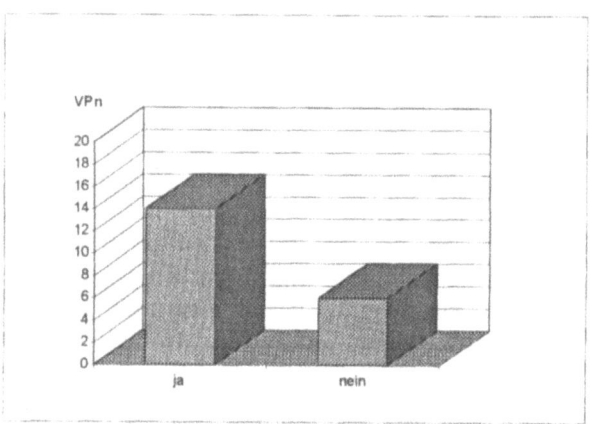

Abb. 19: Die Eingebundenheit in den Freundeskreis und der Umgang mit Risikofaktoren im Freundeskreis

Das unterschiedliche Rollenverhalten in verschiedenen Gruppen betonen infolgedessen 13 Ärzte

Bei der ökologischen Umwelt als Faktor für die Prävention teilen sich die Meinungen. Elf Ärzte verneinen die Rolle der ökologischen Umwelt im präventiven Geschehen.

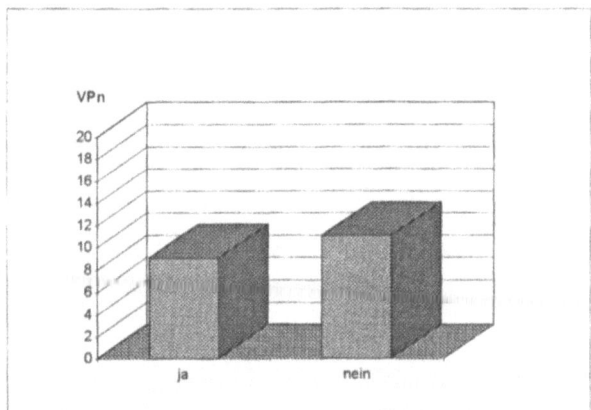

Abb. 20: Spielt die ökologische Umwelt eine Rolle für den Erfolg oder den Mißerfolg präventiver Maßnahmen?

Die allgemeinen Lebensbedingungen werden von 19 Ärzten als wichtig erachtet. Die vorhandenen Freizeitmöglichkeiten spielen aber nur für 11 Ärzte eine Rolle. Die allgemeine Wohnsituation sehen 14 Ärzte als relevant. Ob für die Prävention das Leben auf dem Land oder in der Stadt eine Rolle spielt, finden 9 von den befragten Ärzten.

Die folgenden Fragen zum Arbeitsplatz als Faktor für präventive Maßnahmen wurden sehr unterschiedlich beantwortet. Das allgemeine Arbeitsumfeld sehen 17 Ärzte als bedeutsam an. Dagegen, meinen 13 Ärzte, daß es keine Rolle spielt, ob der Patient eine Schreibtischtätigkeit ausübt oder einer Fabrikarbeit nachgeht. Der Umgang mit den Kollegen verneinen noch 7 Ärzte. Gesundheitsrisiken am Arbeitsplatz sehen 12 Ärzte als wichtigen Faktor an. Anstehende Veränderungen im Betrieb und die Sicherheit des Arbeitsplatzes halten 11, beziehungsweise 16 Ärzte für wichtig.

3 Sonstige Ursachen und Randbedingungen

Ob die Kosten der Prävention für den Patienten ausschlaggebend sind für den Erfolg oder Mißerfolg einer präventiven Maßnahme meinen 13 Ärzte. Den Zeitfaktor in der Praxis sehen 17 Ärzte als wichtige Ursache an, aber nur 10 Ärzte meinen, daß die Wartezeiten beim Arztbesuch eine Rolle spielen. Die Person des Arztes wird fast einheitlich als sehr wichtig betont. Alle befragten Ärzte finden den Kommunikationsstil des Arztes relevant. Die Persönlichkeit und die Kompetenz des Arztes ist für 18, beziehungsweise 17 Ärzte folgenreich. Alle 20 befragten Ärzte wiederum sehen den Gesprächsstil des Arztes als wichtigen Faktor an.

4 Compliance

Die Antworten zu der Frage „Was machen Sie im Gespräch mit Ihrem Patienten um Compliance, Einwilligung bezüglich der Prävention zu erhöhen?" sehen wie folgt aus.

17 Ärzte vermitteln ihrem Patienten Wissen über Krankheitsentstehung (z. B. durch Rücken- und Diabetesschulungen in der Praxis oder durch das Verleihen von Videokassetten). Einblick in schwere Krankheitsverläufe geben 12. Nur drei der befragten Ärzte üben Druck aus. Alle loben ihren Patienten für schon Geleistetes und erläutern die Wichtigkeit der Maßnahme. 14 Ärzte sprechen die Maßnahme bei jedem Besuch des Patienten nochmals an. Schriftliche Informationen geben 16 Ärzte ihren Patienten mit auf den Weg. Selbstbeobachtungsprotokolle schreiben Patienten nur bei 9 der befragten Ärzte. Ein Arzt betonte noch die Wichtigkeit, daß man die häuslichen Gegebenheiten des Patienten besprechen sollte, die die Maßnahme gefährden könnten. Ein anderer meinte, man sollte registrieren, aber nicht alles kommentieren und dem Patienten Vorbilder aufzeigen. Viele betonen in diesem Zusammenhang die Wichtigkeit, daß der Patient erkennt, daß er selber die Verantwortung für sein Leben übernehmen muß. Wichtig für die Compliance scheinen auch Visualisierungen, wie z. B. Impfplakate zu sein.

5 Heilungserfolg

Die Beantwortung der Frage, wieviel Einfluß die Prävention auf den Heilungserfolg hat, liegt im Durchschnitt zwischen mäßig und viel ($\bar{x}=2.4$).

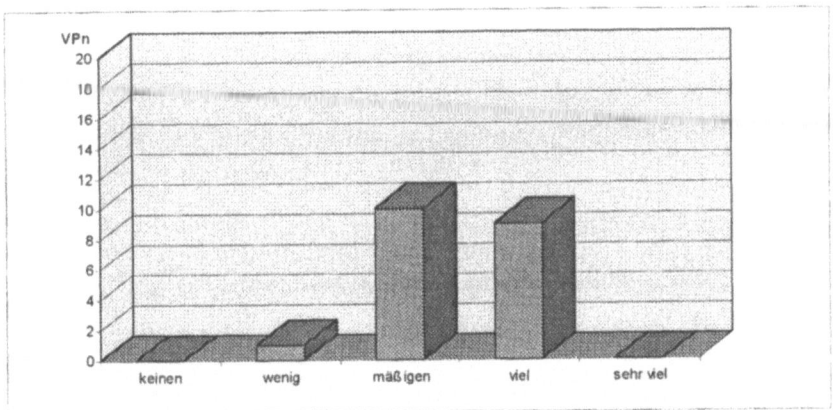

Abb. 21: Wieviel Einfluß hat die Prävention auf den Heilungserfolg?

6 Erfolg der Prävention bei spezifischen Krankheitsgruppen (Rangreihenbildung)

Aus folgenden sieben Krankheitsgruppen sollte eine Rangreihe gebildet werden: Herz-Kreislauferkrankungen, Magen-Darmerkrankungen, Krebs, Gewebeerkrankungen, Rheumatische Erkrankungen, Wirbelsäulen Erkrankungen und Diabetes. Es sollte hiermit ermittelt werden, welche Krankheiten, nach Meinung der befragten Ärzte, die größten präventiven Erfolge aufzuweisen haben.

Es ergibt sich folgendes Bild:

Tab. 6: Mittlerer Rangplatz der Krankheitsgruppen

Krankheitsgruppen

	mittlerer Rangplatz
1. Herz-Kreislauferkrankungen	1.75
2. Diabetes	2.85
3. Magen-Darmerkrankungen	3.8
4. Wirbelsäulen Erkrankungen	4.2
5. Krebs	4.85
6. Gewebeerkrankungen	5.4
7. Rheumatische Erkrankungen	5.4

Herz-Kreislauferkrankungen scheinen die größten präventiven Erfolge zu haben, danach kommen Diabetes und Magen-Darmerkrankungen. Wirbelsäulen Erkrankungen und Krebs folgen. Gewebe- und Rheumatische Erkrankungen teilen sich den letzten Rangplatz.

7 Individualität

Die Frage über das Eingehen auf die Individualität eines Patienten wurde mit „oft" oder „immer" beantwortet. Der Durchschnitt liegt bei 3.75. (Kodierung: oft (3) und immer(4)).

8 Lebensführung

Hinweise für eine gesunde Lebensführung geben 19 Ärzte ihren Patienten. 18 Ärzte sprechen danach mit ihren Patienten, ob sie dies eingehalten haben, und 19 bauen dies auch mit in den Behandlungsplan ein. Alle befragten Ärzte beziehen außerdem noch ihren Patienten explizit mit in die Behandlung ein.

9 Sonstiges

Nur vier Ärzte meinen, daß der neue Abrechnungsmodus eine Verbesserung darstellt. Sie betonen fast alle, daß sie unabhängig von dem Abrechnungsmodus schon immer Gespräche mit ihren Patienten geführt haben. 15 der befragten Ärzte werden in Zukunft an Gesprächsschulungen teilnehmen.

2 Ergebnisse der offenen Fragen und sonstige Kommentare (qualitative Auswertung)

1 Offene Fragen

1 Frage D: Krankheitsspezifische Ursachen für das Erfolgreichsein präventiver Maßnahmen.

Aus folgenden Kommentaren wird ersichtlich, daß die Meinungen der Ärzte bezüglich krankheitsspezifischer Ursachen sehr uneinheitlich sind. Mal wird, z.B. das Rauchen für leicht zu behandeln angesehen, mal als der schwerste Risikofaktor.

- „Sucht sehr schwer."
- „Alkohol leicht."
- „Herzkrankheiten spielen zentrale Rolle."
- „Schmerzen spielen positive Rolle."
- „Alkohol weniger Erfolg."
- „Alkohol schwer."
- „Rauchen ganz gut."
- „Die Patienten zum Sport treiben zu bewegen ist schwer, ist auch ein Zeitfaktor für viele."
- „Rauchen schwer."
- „Alkohol, Medikamente schwer."
- „Rauchen, Essen relativ leicht."
- „Rauchen und Trinken schwer."
- „Diätvorschläge werden schlecht angenommen."
- „Wenn das eigene Leben umgestaltet werden soll, sehr schwierig."
- „Sucht schwer."
- „Übergewicht sehr schwer zu reduzieren."
- „Diabetes leichter."
- „Prävention am Arbeitsplatz ist schwer."
- „Bei der Melanomprävention hat die Sensibilität zugenommen (Sonnenbaden schädlich)."
- „Süchte schwer."
- „Zur Bewegung anzuregen kann mehr Erfolg haben als den Patienten zu raten, das Rauchen aufzugeben."
- „Asthma, Allergie, chronische Bronchitis, Rauchen: muß ich viel reden, es wird verdrängt."

- „Bei Schmerzpatienten schwierig, weil sie schnelle Hilfe wollen und wenig an die Zukunft denken."
- „... wie hoch der Leidensdruck ist."
- „Ernährungsgewohnheiten, Fettsucht, Alkohol schwer".
- „Krankheiten, die in Mode sind, sind leichter. Werden vom Patienten selber angesprochen".

Als ziemlich einheitlich wird davon ausgegangen, daß das Umstellen der Ernährung gut zu behandeln ist.

- „Falsche Ernährung ganz gut umzustellen."
- „Cholesterin gut zu behandeln."
- „Gewicht dauert lange, ist aber sehr erfolgreich."
- „Eßgewohnheiten leichter zu korrigieren."
- „Diät geht ganz gut."
- „Die Ernährung umzustellen ist leichter als Rauchen aufzugeben."

Wichtig für diese Untersuchung, aber nur vereinzelt genannt, ist die Wichtigkeit der Persönlichkeit des Patienten.

- „Das hängt von der Persönlichkeit des Patienten ab. Einem fällt es leichter, das Rauchen aufzugeben, ein andere bewegt sich lieber. Da gibt es große individuelle Unterschiede."
- „Seelisch gestörte Patienten schwierig."

2 Frage V: Wie sehen Ihre erfolgreichsten Präventionsgespräche aus?

Die Antworten hierzu kann man in folgende Gruppen einteilen:

1.) Aufklärung, Wissensvermittlung (durch Schaubilder, Literatur usw.)

- „... bei Patienten mit Ernährungsumstellung und Alkoholproblemen; Erklärung mit Schaubildern, dadurch Ernährungsumstellung erreicht."
- „... an Bildern gezeigt was wichtig ist."
- „Diäthinweise"
- „Literatur"

- „Wissensvermittlung, z.B. über Risikofaktoren."
- „Patient über Notwendigkeit und Dringlichkeit der Maßnahme aufklären."
- „Risikodiskussion führen."
- „Aufklärung"
- „Kenntnisse von Vorgängen vermitteln."
- „... daß der Patient die Zusammenhänge versteht zwischen Prävention und Krankheit."
- „Anschauungsmaterial mitgeben."
- „Aufklären, auch drastisch."
- „... über die Risikofaktoren sprechen."
- „Aufklärung"
- „Erklären"
- „Erklären, daß es lange dauert, aber daß wir Zeit haben."
- „Die offensichtlichen Zusammenhänge und die Notwendigkeit der Therapie erklären."

2.) Konkrete Anleitung

- „Gespräch mit praktischen Anleitungen."
- „Motivation: den Patienten Wege aufzeichnen wie sie die Risikofaktoren verringern können."
- „Konkrete Hinweise geben, wie man Lebensweise ändern könnte."
- „Gemeinsam überlegen."
- „Realistische Basis finden und die Betreffenden nicht demotivieren."
- „Aufgaben geben und dann z.B. in sechs Wochen kontrollieren ob sie eingehalten wurden."

3.) Einfühlsames Gespräch (Motivieren, ohne Angst zu machen)

- „Einfühlsames Gespräch; auf Persönliches eingehen (kostet aber Zeit)."
- „... einfach nur zuhören ist wichtig."
- „Verständnis für den Patienten zeigen."
- „Ein verständliches Gespräch führen, das nichts beschönigt."
- „Ich versuche, dem Patienten die Angst zu nehmen."
- „Angst zu nehmen vor dem Symptom."
- „Nie Angst machen."
- „Man muß sich hüten, mahnend den Finger zu heben."

4.) Patient zur Eigenverantwortung anleiten

- „Verantwortung an den Patienten abgeben, mit vorheriger Aufklärung."
- „Denkanstöße, aber es dem Patienten überlassen, es selbst zu tun."
- „... ihm zeigen, was er selbst aktiv zur Verbesserung seines Gesundheitszustands beitragen kann."
- „Patienten darauf hinweisen, nur Thema anschneiden und so bei dem Patienten auf Resonanz stoßen."
- „Loben"
- „Ich motiviere die Patienten durch die Schilderung der Kausalitäten, ohne den Patienten dazu aufzufordern."

5.) Vorbildfunktion des Arztes

- „Ich habe schon Bewegungsübungen vorgemacht."
- „Patient merkt, daß ich ihm helfen will."
- „Arzt als Begleiter."

6.) Individualität (Persönlichkeit berücksichtigen)

- „Persönlichkeitsstruktur des Patienten berücksichtigen."
- „... sehr individuelle Gesprächsführung."
- „... kein Schema F."

7.) Soziales Netzwerk

- „... wenn der Ehepartner dabei ist (wenn Patient ein Mann ist)."
- „Gemeindeschwester vorbeischicken."
- „Angehörige mit einbeziehen."
- „Die Familie hat einen wesentlichen Einfluß."

8.) Medizinische Untersuchung (Laborkontrollen)

- „Laborkontrollen"

- „... erst Laboruntersuchung, dann Werte darstellen, Risiken aufzeigen, Folgekrankheiten darstellen."
- „... genaue Untersuchung."
- „Zusammen Laborbefunde durchgehen."
- „Regelmäßige Kontrollen."
- „Durchchecken"

3 Frage VI.: Was war dabei der wichtigste Erfolgsfaktor?

Die wichtigsten Erfolgsfaktoren kann man in folgende Gruppen einteilen:

1.) Aufklärung

- „Problem verständlich machen, mit Bildern, Schautafeln, mit Zahlen."
- „Aufklärung"
- „Erklären, Erklären."
- „Wenn ich Befunde klar und deutlich gesagt habe und erkläre, was daraus entstehen kann."

2.) Vorbildfunktion des Arztes

- „Wenn der Patient den Eindruck hat, daß der Arzt das auch macht (z.B. Gymnastik."
- „Vorleben"
- „Man muß dem Patienten vermitteln, daß man weiß das es nicht leicht ist."
- „Schulterschluß"

3.) Einfühlsames Gespräch (Motivieren, ohne Angst zu machen)

- „Ausführliche Gespräche"
- „Ehrlichkeit"
- „Vertrauen"
- „Problem immer wieder ansprechen."
- „... oft darüber sprechen; nicht einmal nur zum Thema machen."
- „... nicht darauf rumreiten; langsam angehen."
- „... nie diktatorisch."

- „Erst das positive Thema und dann die Angst ansprechen. Die ist bei jedem Patienten anders."
- „In Ruhe mit dem Patienten sprechen."
- „Nicht sagen, das und das dürfen sie nicht, sondern das und das dürfen sie."
- „Angst nehmen."

4.) Leidensdruck des Patienten

- „Leidensdruck wichtig."
- „Alkoholiker hat erhöhten Leidensdruck."

5.) Überzeugungsfähigkeit des Arztes

- „Überzeugungskraft"
- „Diplomatie, Tricks."
- „Überzeugungsfähigkeit"

6.) Zeit

- „Zeit"
- „Zeit lassen."

7.) Patient steht im Vordergrund

- „... eigene Wünsche des Patienten vordergründig mit berücksichtigen."
- „Der Patient muß seine Glaubwürdigkeit behalten."
- „Patienten, die schon von sich aus an Gesundheit interessiert sind."
- „Die Leute sollen Spaß am Leben behalten."
- „Auf seiner Ebene mit dem Patienten kommunizieren."
- „Der Patient muß von sich aus sagen, er will z.B. aufhören."

8.) Kontrolle

- „Der Erfolg liegt in der Kontrolle."

4 Frage VIII: Wie richten Sie die Prävention im Gespräch individuell auf den Patienten aus?

Diese Frage wurde sehr unsystematisch beantwortet. Die Ärzte begegnen der Individualität eines jeden Patienten mit Erfahrungswerten aus ihrem Praxisalltag und mit Intuition. Sie betreiben wenig systematische Erforschung der Persönlichkeit.

Die Antworten kann man in folgende Kategorien einteilen:

1.) Persönlichkeit

- „Ich bemühe mich, mich ganz auf den Patienten einzustellen."
- „Persönlichkeit berücksichtigen."
- „Beobachten"
- „Persönlichkeitsstruktur des Patienten am wichtigsten."
- „... auf die Persönlichkeitsstruktur des Patienten eingehen."
- „... man kann nicht nur theoretisch beste Prävention betreiben, sondern man muß den Patienten berücksichtigen und sich langsam steigern."
- „Das Auftreten, die Art der Patienten berücksichtigen."
- „Patienten so akzeptieren wie sie sind."
- „... manche lassen einen nicht heran."
- „Persönliches Risikoprofil für den Patienten herausarbeiten."
- „... mit manchen Patienten rede ich nur plattdeutsch."
- „Man muß klären, welche Vorstellungen der Patient hat, wovor er Angst hat, und was seine vorgefertigte Meinung ist."
- „Jeder Patient hat andere Ängste und Probleme."
- „Alter der Patienten berücksichtigen, lockerer mit den Älteren."
- „... mit den Bauern plattdeutsch reden."
- „Den Lehrern wissenschaftliche Information verkaufen."
- „Man muß die individuellen Lebensfaktoren (Krankheiten, Beruf, Familie) und die Persönlichkeit erfassen."

2.) Intuition

Es wurde fünf mal „Intuition" oder „intuitiv" genannt.

3.) Erfahrung

- „Berufserfahrung: man lernt aus Erfahrung."
- „Erfahrungswerte"
- „Erfahrung mit den Patienten."
- „Ich kenne halt meine Leute schon."
- „Für jeden Pott paßt ein Deckel."
- „Wichtig ist, daß man die Patienten kennt."
- „Ich sehe die Patienten im täglichen Leben."
- „Das Kennen der Patienten."
- „Allgemeinmediziner kennen Umfeld (vor allem auf dem Lande, Wohnverhältnise)."

4.) Einbeziehen der Familie

- „Das familiäre Umfeld einspannen."
- „Die Familie muß mitmachen."
- „Die Ehefrau mit einbeziehen."

5.) Intellekt

- „Patienten beurteilen in Bezug auf: Intellekt, Umfeld, Zielwünsche."
- „Intelligenz wichtig, man muß unterschiedlich mit den Patienten sprechen."
- „Den unterschiedlichen Intellekt der Patienten berücksichtigen; dann andere Wörter benutzen."
- „Wenn der Patient etwas vom Intellekt nicht begreift, wird nie etwas daraus."

6.) Krankheits-, Symptomspezifisch

- „Krankheitsbefunde erstmals vor Augen führen und dann Gespräch darauf aufbauen."
- „... immer fragen, ob der Patient raucht, Medikamente nimmt oder wieviel er trinkt."
- „Ursache der Erkrankung besprechen."
- „Das darunterliegende Problem klären."
- „Die Prävention am bestimmten Symptom festmachen, nicht mit Dünnen über Adipositas sprechen."

7.) Sonstiges

- „Gesprächsstil"
- „... systematisch: immer das gleiche abfragen, vom allgemeinen zum speziellen."
- „Motivationsversuche"
- „Zeit nehmen."
- „Dem Patienten zeigen, daß er wichtig ist."
- „Vorschläge machen und persönliche Beispiele geben, was man selber macht".
- „Ich warte bis der Patient von sich aus etwas sagt, und gehe dann darauf ein".
- „Befragen"

2 Sonstige Kommentare der Ärzte

Im Laufe des Interviews kam es immer wieder vor, daß die Ärzte von sich aus etwas über ihre Erfahrung mit Prävention (hauptsächlich negative) erzählten oder eine Frage besonders erläuterten. Diese zusätzlichen Kommentare kann man in sechs Kategorien einteilen.

1.) Einstellung zu Prävention und ihren Erfolgen

- „Prävention ist eine Luxusleistung."
- „Wenn Alkoholprobleme oder Dicksein weh tun würden, dann wäre Prävention leichter."
- „Patienten ändern ihre Lebensgewohnheiten nicht."
- „Ich gehe nicht davon aus, daß die Prävention eingehalten wird."

- „Erfolgserlebnisse sind minimal."
- „Prävention scheitert oft, weil Patient nichts selber machen möchte."
- „Hauptgrund der Mißerfolge ist die Mühe, die die Prävention für den Patienten bedeutet."
- „Die Prävention hat mehr Erfolg in der Gruppe."
- „Ich bin enttäuscht, wie wenig angenommen wird".
- „Kosten darf es nichts."
- „Prävention schwer, weil Leiden in ferner Zukunft ist".

2.) Patient als selbständiger Mensch

- „Patient muß alles verantworten. Er ist ein selbständiger Mensch."
- „Der Patient als Partner; es ist sein Körper."
- „Der Anfang ist immer die Selbstdisziplin."
- „Verantwortungsbewußtsein"
- „...was der Patient aufgeben muß."
- „es geht nicht ohne den Patienten, er muß es machen, begreifen, verinnerlichen."
- „Wenn der Patient nicht will, dann wird es nichts."
- „Der Patient muß für sich Verantwortung übernehmen und daraus agieren."
- „Übertrage Patient die Verantwortung für sein Leben."
- „Patient ist immer die Hauptperson."

3.) Arzt muß die Prävention positiv verkaufen, den Patienten motivieren

- „Arzt muß Ton des Patienten treffen."
- „Die Gespräche haben in der Allgemeinmedizin einen hohen Stellenwert."
- „Überzeugungskraft der Ärzte wichtig."
- „Man darf die Patienten nicht verschrecken, wir müssen die Patienten halten."
- „Wenn ich rede motiviere ich einige schon."
- „Man packt die Patienten nicht primär mit dem Gesundheitsbewußtsein. Prävention ist sehr subjektiv, nicht so sehr gesundheitsbezogen."
- „Wenn der Arzt die gleichen Ziele wie der Patient hat, dann sieht Prävention positiv aus."
- „Es hängt davon ab, wie man es ihm verkauft."
- „Es hängt davon ab, wie man es ihm präsentiert."
- „Die Motivation ist das Wichtigste."
- „Arzt muß überzeugend sein."

- „Arzt braucht soziale Kompetenz, nicht so Fachkompetenz."
- „Arzt darf nicht penetrant werden."
- „Wenn der Arzt nur in Latein spricht, wird der Patient nichts verstehen."

4.) Angst

- „Angst ist keine Motivation."
- „... am besten ist der Patient wo viel Leidensdruck ist."
- „Viele Patienten machen aus Angst keine Vorsorge."
- „... es muß weh tun."
- „Wer ängstlich ist macht mit."
- „... einfacher, wenn belastende Symptome schon aufgetreten sind."

5.) Vertrauen

- „Vertrauen zum Arzt ist wichtig."
- „Vertrauen"

6.) Zeit

- „Patient, mit dem ich länger sprechen will, bestelle ich extra ein."
- „Manche Patienten warten freiwillig 1 Stunden."

3 Zusammenfassung der qualitativen Auswertung

Aus den obigen Kommentaren zu Frage D wird ersichtlich, daß die Meinungen der Ärzte bezüglich krankheitsspezifischer Ursachen sehr uneinheitlich sind, außer Meinungen zum Umstellen der Ernährung. Erfolgsstudien für bestimmte Krankheitsgruppen oder Risikofaktoren, bezüglich der Prävention, würden dieser Uneinheitlichkeit Abhilfe schaffen.

Die meisten befragten Ärzte gehen davon aus, daß Aufklärung, Wissensvermittlung durch Schaubilder, Literatur usw., konkrete Anleitung, einfühlsame Gespräche (Motivieren ohne Angst zu machen), die Patienten zur Eigenverantwortung anzuleiten, Vorbildfunktion des Arztes, die Individualität und Persönlichkeit zu berücksichtigen, die Familie mit einzubeziehen (Soziales Netzwerk) und medizinische Untersuchungen (Laborkontrollen) erfolgreiche Präventionsgespräche ausmachen.

Als wichtige Erfolgsfaktoren werden Aufklärung, Vorbildfunktion des Arztes, einfühlsame Gespräche, Leidensdruck des Patienten, Überzeugungsfähigkeit des Arztes, Zeit und Kontrolle genannt. Außerdem ist es wichtig, daß der Patient im Vordergrund steht.

Die Frage über das individuelle Ausrichten des Gesprächs wurde sehr unsystematisch beantwortet. Die Ärzte begegnen der Individualität eines jeden Patienten mit Erfahrungswerten aus ihrem Praxisalltag und mit Intuition. Sie betreiben wenig systematische Erforschung der Persönlichkeit, obwohl die meisten Ärzte die Persönlichkeit des Patienten als wichtigen Faktor nannten. Sie erachten außerdem noch folgendes für wichtig: das Einbeziehen der Familie, den Intellekt des Patienten und krankheits- und symptomspezifische Ausrichtung des Gesprächs.

Im Laufe des Interviews kam es immer wieder vor, daß die Ärzte von sich aus etwas über ihre Erfahrung mit Prävention, die hauptsächlich negativer Art ist, erzählten oder eine Frage besonders erläuterten. Sie betonen häufig, daß der Patient ein selbständiger Mensch ist, der letztendlich für sein Leben selbst verantwortlich ist. Trotzdem sollte man die Prävention positiv verkaufen und den Patienten entsprechend motivieren.

H Ergebnisdiskussion und Schlußfolgerungen

1 Ergebnisdiskussion

1 Punkte des Prozeßmodells

Als Hauptpunkt soll hier die Praxis mit der Theorie verglichen werden. Wichtig hierbei ist, ob die theoretisch relevanten Faktoren des Prozeßmodells schon jetzt von den Ärzten mit in die Gespräche eingebaut werden, ob sie diese als wichtig erachten oder im Gegenteil, wichtige theoretische Punkte auslassen.

Auffallend an den Interviews mit den Ärzten ist, daß sie viele Faktoren ins Spiel bringen, die auch in der vorliegenden Arbeit als wichtig für die Prävention gesehen werden. Die Motivation des Patienten und seine Persönlichkeit spielen dabei eine zentrale Rolle. Es wird auch in der Praxis versucht, diese Dinge in das Gespräch mit dem Patienten einzubringen. Nur die Motivation Schmerzen zu vermeiden, scheint in der Praxis nicht so eine große Gewichtung zu haben, weil Schmerzen in der Zukunft liegen und schwer vorstellbar sind. Sie sind deshalb kein Motivationsfaktor. Auch die Ängstlichkeit spielt nicht bei allen Patienten eine Rolle. Viele betonen, daß die Angst im Gespräch kein Motivationsfaktor ist. Sie könnte eher manchen Patienten abschrecken.

Der Einfluß von Streß auf das präventive Geschehen wird unterschiedlich gesehen. Dabei driften die Meinungen bei der Menge des Streßgeschehens meistens auseinander. In der Praxis wird schon davon ausgegangen, daß Streß im Leben des Patienten einen Einfluß auf die Prävention hat, aber daß die Menge des Streßgeschehens spielt keine große Rolle. Die nicht vorhandenen Bewältigungsmechanismen haben einen größeren Einfluß.

Subjektive Krankheitstheorien werden in der Allgemeinmedizin für wichtig erachtet, aber der Krankheitsgewinn einer Krankheit spielt nicht für alle Ärzte eine Rolle bei der Prävention. Daß unterschiedliche Krankheitstheorien von Patient und Arzt das Handeln in der Praxis erschweren können, ist bekannt, aber wie man dies ändern könnte, nicht.

Damit ein Arzt angemessen eingreifen kann, muß er bestimmte persönliche Ausgangsdaten des Patienten berücksichtigen. Im allgemeinen stimmen die befragten Ärzte diesem auch zu. Es herrscht aber Uneinheitlichkeit in den Dingen, die berücksichtigt werden müßten. Beim Alter, dem Geschlecht, dem Beruf, dem Einkommen und dem Familienstand gehen die Meinungen auseinander, ob diese für die Prävention eine Rolle spielen. Fast alle befragten Ärzte meinen aber, daß der Bildungsstand des Patienten für den Erfolg oder Mißerfolg wichtig ist. Dabei spielt es eine Rolle, wie der Arzt sein Handeln dem Bildungsstand des Patienten anpaßt.

Der Umgang des Patienten mit Risikofaktoren, und der Umgang mit Risikofaktoren im Freundeskreis, scheint nach Meinung einiger befragten Ärzte nicht relevant zu sein. Für die sekundäre Prävention ist diese Tatsache aber sehr von Bedeutung, denn dort handelt es sich hauptsächlich um die Risikofaktorenbekämpfung.

Fast Einstimmigkeit herrscht unter den befragten Ärzten, wenn es um die Bedeutung der Intelligenz des Patienten für die Prävention geht. Sie passen fast alle ihr Handeln, Art und Weise des Gesprächs der Intelligenz das Patienten an.

Bei den Umweltfaktoren werden manche Punkte aus dem Prozeßmodell von den Ärzten als nicht relevant betrachtet. Das soziale Netzwerk wird zwar für sehr wichtig gehalten, aber die Eingebundenheit in einen Freundeskreis nicht immer. Auch das unterschiedliche Rollenverhalten in verschiedenen Gruppen hat nach Meinung einiger Ärzte keinen Einfluß auf das präventive Geschehen. Die ökologische Umwelt scheint für manche keine Rolle zu spielen, dafür haben aber die allgemeinen Lebensbedingungen des Patienten Einfluß, ob eine präventive Maßnahme zum Erfolg führt oder nicht.

Ob das Arbeitsumfeld des Patienten, als ein Teil der Umwelt, einen Einfluß auf Maßnahmen hat, wird unterschiedlich gesehen. Im allgemeinen wird schon davon ausgegangen, daß das Arbeitsumfeld einen Einfluß auf den Patienten hat, und so auch für sein präventives Handeln berücksichtigt werden muß.

Der Zeitfaktor in der Arztpraxis wird als Faktor gesehen. Manche Ärzte bestellen Patienten, mit denen sie länger sprechen wollen, zu bestimmten Terminen ein oder dehnen das Gespräch zeitlich einfach aus. Die Wartezeiten für andere Patienten würden sich zwar erhöhen, aber dies scheint für viele Patienten keine Rolle zu spielen.

Alle befragten Ärzte betonen, daß der Arzt, als Person, einen großen Einfluß auf die Prävention hat. Besondere Bedeutung kommt dem Kommunikationsstil und der Persönlichkeit des Arztes zu.

Auch in den offenen Fragen und in den sonstigen Kommentaren werden immer wieder Punkte des Prozeßmodell betont: z.B. Motivation (einfühlsames Gespräch),

Persönlichkeit, soziales Netzwerk, Person des Arztes (Vorbildfunktion), Individualität des Patienten (persönliche Daten) und Intelligenz (Intellekt).

2 Erfolge der Prävention

Der Einfluß der Prävention auf Krankheitsverhinderung und späteren Heilungserfolg ist nach Meinung der befragten Ärzte mäßig. Ihre Einstellung zur Prävention ist insgesamt eher negativ. Es wird von vornherein davon ausgegangen, daß die Prävention scheitern wird. Dies wird ersichtlich an Kommentaren wie zum Beispiel: „Erfolgserlebnisse sind minimal", „Ich gehe nicht davon aus, daß die Prävention eingehalten wird" oder „Prävention scheitert oft, weil der Patient nichts selber machen möchte".

Es fiel den 20 Ärzten schwer, verschiedene Krankheitsgruppen nach Präventionserfolgen zu gliedern. Die sieben zu vergleichenden Krankheitsgruppen liegen dann in der Rangreihenbildung entsprechend dicht beieinander. Von allen Gruppen scheinen die Herz-Kreislauferkrankungen die größte präventive Chance zu haben.

Die Angaben der Ärzte zu krankheitsspezifischen Ursachen für das Erfolgreichsein präventiver Maßnahmen sind sehr uneinheitlich. Einige Ärzte finden, daß der Risikofaktor Rauchen leicht zu behandeln ist, ein anderer meint dies über den Alkohol, und findet wiederum das Rauchen schwer in den Griff zu bekommen. Als ziemlich einheitlich wird davon ausgegangen, daß das Umstellen der Ernährung gut zu behandeln ist.

3 Compliance

Um Einwilligung bezüglich der präventiven Maßnahme bei ihren Patienten zu erlangen gehen die befragten Ärzte ähnlich vor. Wenige üben Druck aus oder machen ihren Patienten Angst. Sie geben aber Einblick in schwere Krankheitsverläufe, um den Patienten zu motivieren. Am wichtigsten scheint die Aufklärung der Patienten und die Wissensvermittlung über die Krankheitsentstehung zu sein. Dabei ist die konkrete Anleitung in einem einfühlsamen Gespräch von großer Bedeutung. Der Arzt soll den Patienten motivieren, ohne ihm Angst zu machen und ihn immer wieder für schon Geleistetes loben. Wichtig ist auch, den Patienten wichtig zu nehmen und ihn zur Eigenverantwortung anzuleiten.

4 Individualität

Alle befragten Ärzte gehen auf die Individualität ihrer Patienten ein. Sie tun dies, in dem sie die Persönlichkeit, den Intellekt und krankheitsspezifische Befunde des Patienten berücksichtigen und seine Familie mit einbeziehen. Das Eingehen auf die Individualität des Patienten geschieht aber intuitiv und aus Erfahrungswerten heraus.

2 Schlußfolgerung und Hinweise für die Praxis

In der Allgemeinpraxis werden heute schon Punkte des in dieser Arbeit entwickelten Prozeßmodells für außerordentlich relevant für die Prävention gesehen. Ein Problem besteht aber. Viele Ärzte wissen oft nicht, wie sie diese Faktoren in ihren Alltag integrieren sollen. Es wird hauptsächlich intuitiv und aus der Erfahrung heraus gearbeitet. Die befragten Ärzte wissen, daß die Persönlichkeit und die Individualität des Patienten für das Erfolgreichsein einer präventiven Maßnahme wichtig ist. Sie wissen aber nicht, wie sie die Persönlichkeit des Patienten im Praxisalltag diagnostizieren und wie sie der Individualität gerecht werden können. Dieses müßte systematisiert werden, damit die Prävention mehr Erfolg haben kann.

Ein Erfolg wäre schon, wenn Ärzte in Zukunft mehr an die wichtigen Faktoren des Lebensraums des Patienten denken, sie sich bewußt machen wenn sie Prävention betreiben. Der behandelnde Arzt sollte sich das Prozeßmodell vor jedem Patientenbesuch zur Hand nehmen, um so ganz bewußt auch bei der Prävention systematisch zu diagnostizieren. Nur so könnte man eine sehr individuelle Prävention betreiben, wo alle Punkte des Modells wie Motivation, Persönlichkeit, Streß, subjektive Krankheitstheorie, persönliche Daten, Intelligenz, soziales Netzwerk, Gruppenzugehörigkeit und die Lebensbedingungen ermittelt und einbezogen werden. Außerdem sollte der Arzt die ökologische Umwelt des Patienten mit beachten und sich seiner Person als Arzt bewußt sein. Dieses Bewußtmachen der wichtigen Faktoren würde schon etwas mehr Systematik in die Prävention bringen.

Als einen weiteren Schritt könnten bestimmte Meßinstrumente pro Faktor genauere Informationen über den Patienten erbringen, so daß der Arzt noch spezifischer eingreifen könnte. Dieses würde zu mehr Erfolg bei der Prävention führen und schlußendlich dem Patienten bessere Gesundheit ermöglichen.

Zusätzlich zu der insgesamt bewußter betriebenen Prävention sollten folgende Punkte des Prozeßmodells in der Praxis mehr Gewichtung haben. Das Streßgeschehen des Patienten müßte öfter analysiert werden, damit der behandelnde Arzt gegebenenfalls Copingstrategien vermitteln kann, um dem Patienten zu helfen mit seinem Streß besser umzugehen. Denn nur dann kann der Patient auch eine präventive Maßnahme konsequent und mit Erfolg durchführen. Auch müßte die Familie, insbesondere der Ehepartner des Patienten, als Unterstützung mehr mit in die Maßnahme eingespannt sein. Unter dem Aspekt der sozialen Unterstützung sollte auch die Gruppenzugehörigkeit und der Freundeskreis des Patienten eine größere Rolle in der Prävention spielen. Besonders der Umgang mit Risikofaktoren im Freundeskreis kann entweder der Prävention förderlich oder sehr hinderlich sein. Dieses wird von den befragten Ärzten oft nicht so gesehen. Es scheint mir aber sehr schwierig, eine präventive Maßnahme erfolgreich betreiben zu können, wo der Patient z.B. das Rauchen aufgeben soll, wenn in seinem Freundeskreis mehrheitlich geraucht wird. Natürlich kann man den Freundeskreis des Patienten nicht ändern. Man könnte aber versuchen, einen Freund des Patienten für die Maßnahme mit zu gewinnen, damit der Patient Verstärkung bei der Maßnahme erfährt und somit Unterstützung im Freundeskreis hat.

Die Risikofaktorenbekämpfung, beziehungsweise der allgemeine Umgang des Patienten mit Risikofaktoren, wird in der Allgemeinmedizin noch zu wenig beachtet. Da aber viele Patienten erst zum Arzt gehen, wenn erste Krankheitsanzeichen auftauchen und sie also schon lange Jahre geraucht oder zu fett gegessen haben, wäre dies sehr wichtig. Dies scheint daraus zu resultieren, daß in der Allgemeinmedizin der Begriff der sekundären Gesundheitsprävention wenig bekannt ist. Je mehr aber Begriffe klar definiert und bekannt sind kann man auch daraus handeln. In der Allgemeinpraxis müßte der Begriff der Krankheitsfrüherkennung mehr mit der Risikofaktorenbekämpfung in Einklang gebracht werden, denn sie gehören zusammen. Die sekundäre Gesundheitsprävention sollte als Konzept mehr Beachtung erfahren, denn, „ Das Konzept geht von der ... Erkenntnis aus, daß die Gefahr der Entwicklung vor allem chronischer, und dann meist nicht mehr heilbarer Erkrankung sich oft lange vor dem Auftreten wahrnehmbarer Symptome ankündigt, in Form von Belastungserleben, Befindungsstörungen, gesundheitlichem Risikoverhalten und/oder medizinischen Befunden ohne Symptomatik" (Hurrelmann & Laaser, 1993, S.332).

Zusätzlich zu der Mehrbeachtung der Risikofaktoren, müßte sich die Einstellung zur Prävention ändern. Allgemeinmediziner sind noch zu behaftet mit der Vorstellung, nur Krankheiten heilen zu wollen, als sie am Entstehen zu hindern. Dieses, gekoppelt mit dem häufigen Mißerfolg präventiver Maßnahmen, schafft eine insgesamt negative Einstellung. Durch die Beachtung der Faktoren des Prozeßmodells eingebettet in eine systematische, individuelle Diagnostik, könnte die Prävention mehr Erfolge aufweisen, und man würde diesem Kreislauf entrinnen.

I Hinweise für die weitere Evaluation der sekundären Gesundheitsprävention

Als nächsten Schritt würde man jetzt experimentell untersuchen wollen, ob denn die Prävention durch Beachtung des obigen mehr Erfolg hat. Für eine Evaluation der Prävention braucht man als erstes eine Analyse der Gegenwart, also wie Prävention momentan betrieben wird. Dieses wurde untersucht und in den obigen Abschnitten beschrieben. Das weitere Vorgehen wird im folgenden ansatzweise und theoretisch aufgezeigt.

Als allerersten weiteren Schritt müßten Ärzte anhand des Prozeßmodells die sekundäre Gesundheitsprävention betreiben.

Dabei sollten folgende Punkte erarbeitet werden:

a. Die Patienten auf den verschiedenen Ebenen des Prozeßmodells testen und so eine bewußte, gezielte Diagnostik betreiben.

b. Die praktische Phase der Prävention muß auf die diagnostische Phase aufbauen.

c. Der Arzt schildert, ob der Prozeßmodellansatz praktikabel für die Praxis ist.

d. Daraufhin müßten Ergebnisse, Erfolge oder Mißerfolge der präventiven Maßnahmen ermittelt werden.
Kann man signifikante Bereiche der Person oder der Umwelt hinsichtlich der Effektivität der Maßnahme ausmachen?

Die obigen Punkte könnten an einer kleine Stichprobe von Allgemeinmedizinern und ihren Patienten erarbeitet werden, um darauf eine größere Evaluation der sekundären Prävention aufbauen zu können.

Bei der Evaluation müßte die Frage beantwortet werden, ob die Art der Prävention analog des erarbeiteten Prozeßmodells, im Vergleich zu der herkömmlichen Art, erfolgreicher ist. Es wäre ein Vergleich notwendig zwischen Ärzten, die nach dem obigen Modell Prävention betreiben, und Ärzten die nicht bewußt auf individuelle und Umweltunterschiede eingehen, die also keine bewußte Diagnostik betreiben.

Dabei müssen folgende Evaluationspunkte beachtet werden:

a. Die Evaluation soll sich an den Bereichen des Prozeßmodells orientieren, die bei der ersten Anwendung des Modells ergeben haben, daß sie eine Rolle spielen.
→ Evaluation der Konzeption

b. Es soll festgestellt werden, ob der Arzt eine diagnostische Phase in die Evaluation eingebaut hat, ob dieses praktisch möglich ist, um den individuellen Unterschieden von Personen Rechnung zu tragen
→ Evaluation der Implementation

c. Die Evaluation sollte außerdem die Fragen von Thompson et al. (1981) zu beantworten versuchen:
→ Evaluation der Wirksamkeit

(a) Verbesserte die Diagnose die Effektivität der Maßnahme, also die Gesamtergebnisse?

(b) Welche Verbesserung wird in der diagnostischen Genauigkeit erreicht? Was wird also dadurch erreicht, daß individuelle und Umweltunterschiede berücksichtigt werden.

(c) Welche Veränderungen in den Behandlungsentscheidungen resultieren aus der verbesserten Diagnostik?

(d) Welche Veränderungen in den Gesundheitsergebnissen resultieren aus verbesserter Information und verbesserter Behandlung?

J Zusammenfassung

Im Rahmen dieser Doktorarbeit wurde der Anfang einer Evaluation der sekundären Gesundheitsprävention ausgearbeitet. Im Mittelpunkt stand die Entwicklung eines Prozeßmodells, in dem Faktoren eingebunden sind, die bedeutsam für den Erfolg oder Mißerfolg präventiver Maßnahmen sind. Der Beginn der Evaluation stellte ein Interview an 20 Allgemeinmedizinern dar. Es wurde geklärt wie Prävention in der Praxis betrieben wird und welche Faktoren, aus Sicht der Ärzte dabei eine Rolle spielen.

K Ausblick: Gesprächsschulungen für Ärzte

Gründe für Gesprächsschulungen, besonders für Allgemeinmediziner, ergeben sich aus folgender Tabelle:

Wesentliche Ursachen wachsender Anforderungen an die kommunikative Kompetenz des Arztes:

- Rapide Zunahme der Fülle medizinischer Information insgesamt

- Zunehmende Erleichterung des Zugangs zu medizinischen Informationen durch moderne Medien

- Zunehmende medizinische Vorinformation der Patienten

- Zunehmende Ansprüche an Form und Inhalt der ärztlichen Information seitens der Patienten und ihrer Angehörigen

Tab.7: Der Arzt als Kommunikator - Chancen und Risiken
(aus Durwen, 1995, 371-381)

Motto der Kurse:

Eine grundlegende Verbesserung der Patienten Compliance ist nur durch eine konkrete Zielvereinbarung zwischen Arzt und Patient, eine Mischung aus partnerschaftlichen Kommunikationsstil und aktiver Strukturierung durch den Arzt möglich.

Compliance ist für therapeutische und präventive Bemühungen wichtig. Sie soll durch einen partnerschaftlichen Kommunikationsstil und eine non-direktive Gesprächsführung verbessert werden.

Vereinfacht ist zu sagen, daß der ausführliche und einfühlsame Dialog zwischen Arzt und Patient wichtig ist, wobei auch das Gespräch strukturiert sein muß, damit der Patient das Ziel der präventiven Bemühungen auch erreichen kann.

1 Inhalte der Kurse

1 Zielvereinbarung

Zwischen dem Arzt und dem Patienten müssen die zu erreichenden Ziele klar vereinbart werden. Der Arzt muß lernen, wie er etwas im Gespräch vermitteln kann, damit das Gespräch Erfolg hat. Die Ziele müssen abgesteckt, geprüft, und eingehalten werden. Die präventive Maßnahme wird so gleichzeitig evaluiert.

Übungen:

Die Teilnehmer der Gruppe erarbeiten zusammen Konzepte, wie man mit dem Patienten Ziele vereinbaren kann, die später auch eingehalten werden. Dieses kann als Gesamtübung durch ein Brainstorming initiiert werden. Danach sollte vertieft in zweier oder dreier Gruppen gearbeitet werden.

Wenn Konzepte erarbeitet worden sind, macht man Rollenspiele, in denen einer den Arzt der andere Teilnehmer den Patienten spielt, und sie gemeinsam Ziele ausarbeiten. (Man sollte ein bestimmtes Präventionsthema auswählen).

2 Non-direktive Gesprächsführung mit partnerschaftlichem Gesprächsstil

- offenes Nachfragen
- Ansprechen von Empfindungen und Gefühlen
- Vermeiden von Wertungen
- Bereitschaft zu einem Gespräch zeigen, welches nicht nur der Diagnosefindung dient
- demokratisch - freiheitliche Haltung im Gespräch

Der Patient wird so angehalten, auch über sich zu sprechen und seine Compliance zur Mitarbeit erhöht sich dadurch.

Wichtig für die Compliance im Arzt-Patienten Dialog ist:

1. Wissensvermittlung (Information muß verständlich sein)
2. Den Patienten dort abholen wo er steht
3. Modellernen (Abschreckung, Angstapelle in mittleren Graden)
4. Non-verbales kommunikatives Verhalten des Arztes (Freundlichkeit, Wärme, Empathie und Interesse)
5. Rollenverhalten:
   - Patientenzentriertes Kommunikationsverhalten erhöht die ärztliche Kompetenz und steigert die erlebte Sympathie
   - Echtheit

Übungen:

Grundhaltung des Arztes: „Ich bin als Arzt partnerschaftlich, d.h., ich setze im Umgang mit einem Gesprächspartner (Patient) weder mich noch meine Maßstäbe absolut (obwohl ich persönlich feste Maßstäbe haben kann). Ich praktiziere im Gespräch eine demokratisch-freiheitliche Haltung, d.h., ich vermeide den autoritär-dirigistischen Führungsstil ebenso wie die Haltung des 'laissez faire'" (aus Weber, 1994, s.49).

„Der entscheidende Punkt ist, daß ich als Mensch einem anderen Menschen gegenüberstehe. Die Analyse ist ein Dialog, zu dem zwei Partner gehören. Arzt und Patient sitzen sich gegenüber - Auge in Auge" (C.G. Jung: aus Weber, 1994, S.49).

Es sollte auf folgendes bei einem Arzt-Patienten Gespräch geachtet werden:

1. Der Gesprächspartner ist gleichberechtigt.
2. Der Arzt sollte in der „Ich" Form sprechen.
3. Der Arzt sollte keine Behauptungen aufstellen, ohne sie zu begründen.
4. Der Arzt sollte seinen Patienten auch zu Widerspruch und Kritik ermutigen, denn das stärkt das Selbstwertgefühl und die Eigeninitiative des Patienten.
5. Der Arzt sollte immer wieder herausfinden, welches Maß an Partnerschaft der Patient im Gespräch braucht und wann Führung angebracht ist.
6. Der Arzt sollte keinen Druck ausüben.
7. Der Arzt sollte auf seine Patienten hören und offen für deren Wünsche und Gefühle sein. (Abgewandelt aus Weber 1994, S.51)

Konkrete Übung:

1. Der Arzt sollte ungefähr wissen wie partnerschaftlich er überhaupt ist. Anhand der folgenden Skala kann er sich selber einstufen, und die Mitglieder des Kurses schätzen jeden anderen Teilnehmer zusätzlich ein. (Es geht um eine gefühlsmäßige Einschätzung.)

Partnerschaftlich zu sein gelingt mir in der Regel:

1	2	3	4	5
sehr wenig	wenig	genügend	viel	sehr viel

2. Suchen sie sich aus der Teilnehmergruppe einen Partner. Entscheiden sie sich, wer als erstes die Rolle des Arztes und wer die Rolle des Patienten übernimmt. Der Patient kann tun und lassen was er will, muß also gar nicht partnerschaftlich sein. Der Arzt geht partnerschaftlich soweit es möglich ist, auf das Verhalten des Patienten ein. Danach werden die Rollen gewechselt und über die Erfahrung gesprochen. Man kann das Gespräch zu zweit auswerten oder innerhalb der gesamten Gruppe (Grundzüge aus Weber, 1994, S.53).

3 Strukturierung des Gesprächs

Der behandelnde Arzt muß in bestimmten Fällen dem Gespräch eine klare Linie und dem Patienten, wenn es angebracht ist, auch genaue Instruktionen zum Handeln geben.

2 Kommunikationsthemen mit Übungen

Zwischenmenschliche Kommunikation als „4 Seiten einer Nachricht", und die sich daraus ergebenen Konsequenzen für ein Gespräch.

1. Zwischenmenschliche Kommunikation ist ein „quadratisches Hin und Her".

Das Konzept „4 Seiten einer Nachricht" von Schulz von Thun (1989, S. 25-30) soll den Teilnehmern vermittelt werden. Zu jedem Gespräch gehört ein Sender und ein Empfänger der Botschaft oder Nachricht. Es liegt an dem Empfänger, daß Gesendete auch zu verstehen. Es ist in der Regel aber nicht immer so, daß die gesendete Nachricht beim Empfänger auch so ankommt wie es der Sender vermitteln wollte. Außerdem enthält jede Nachricht auch mehrere Botschaften gleichzeitig.

Jede Nachricht hat also mehrere Seiten. Nach Schulz von Tun (1989) sind dies vier Seiten. Auf der einen Seite der Sachinhalt. Jede Nachricht enthält Sachinformation. Dazu kommt dann die Selbstoffenbarungsseite. „In jeder Nachricht stecken nicht nur Informationen über die mitgeteilten Sachinhalte, sondern auch Informationen über die Person des Senders" (Schulz von Thun, 1989, S.26). Mit jeder gesendeten Botschaft teilt der Sender auch etwas über sich mit (Selbstdarstellung und Selbstenthüllung).

Als nächste Seite kann man die Beziehungsseite sehen. „Aus der Nachricht geht hervor, wie der Sender zum Empfänger steht, was er von ihm hält" (Schulz von Thun, 1989, S. 27). Man drückt also, während man spricht, auch immer seine Beziehung zu dem Gegenüber aus.

Die vierte Seite einer Nachricht ist die Appellseite. Man möchte etwas erreichen mit seiner Nachricht, auf den Empfänger Einfluß nehmen.

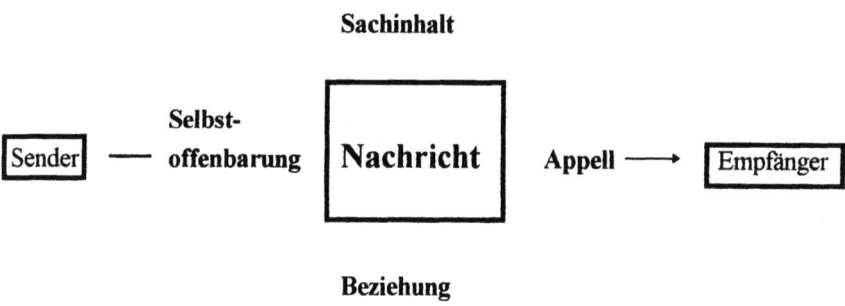

Abb.22: Die vier Seiten einer Nachricht (aus Schulz von Thun, 1989, S. 30)

Übung :

Diese Übung soll bei den Teilnehmern die Bewußtheit fördern, daß mit jeder Nachricht eine Vielzahl von Botschaften von einem selbst ausgehen.

Jeder Teilnehmer soll sich auf einen Satz besinnen, den er in der letzten Zeit mit einem Patienten gesprochen hat. Dieser Satz soll hinsichtlich der vier Seiten analysiert werden.

2. *Empfänger sollte alle 4 Ohren auf Empfang schalten.*

Da eine gesendete Nachricht immer vier Botschaften enthält, sollte der Empfänger der Nachricht diesem bewußt sein. Er sollte also mit vier Ohren gleichzeitig hören. Je nachdem, mit welchem Ohr der Empfänger gerade hört, kann das Gespräch unterschiedliche Verläufe nehmen. Der Empfänger kann auf den Sachverhalt reagieren, die Botschaft als Selbstoffenbarung betrachten, sie als Beziehungsbotschaft interpretieren oder die Nachricht als Appell aufnehmen. Es gilt zu lernen ausgewogen zu hören, also auf allen vier Ohren gleichzeitig.

Man kann also sagen, daß für das Arzt-Patienten Gespräch das *systematische, empathische Zuhören* von großer Bedeutung ist. Das Zuhören „soll systematisch und umfassend sein, also nicht zufällig oder teilweise. Ziel ist es 'ganz Ohr zu sein', denn das Gespräch beginnt, steht und fällt mit dem Zuhören. Zuhören geschieht nicht nur mit den Ohren, sondern auch durch Sehen und Fühlen. Ich begleite den Gesprächspartner hörend und sehend, verstehend und mitfühlend. Wenn ich zuhöre, so erfordert das ein Höchstmaß an Konzentration: Ich möchte möglichst viel wahrnehmen, z.B. auch die Angst, die während einer Pause entsteht, oder die Hemmung, etwas Peinliches auszusprechen. Zuhören ist keineswegs ein passives und einfaches Verhalten, sondern verlangt viel Engagement und Aktivität, viel Mitfühlen, Mitdenken und Mitsuchen" (Weber, 1994, S. 59).

Übungen:

1.) Immer zwei Teilnehmer setzen sich zusammen. Der eine Teilnehmer vertritt die Meinung, daß in dieser Gruppe geraucht werden darf. Der zweite Teilnehmer behauptet das Gegenteil. Ehe er jedoch seine Meinung sagt, wiederholt er inhaltlich genau, was der Vorredner sagte. Dann kommt wieder Gesprächsteilnehmer Nummer 1 an die Reihe. In diesem Sinne wird der Dialog etwa acht Minuten lang geführt. Ein dritter Teilnehmer beobachtet und schreitet ein, wenn etwas vergessen oder verzerrt wird. Es wird der Dialog so lange wiederholt, bis alle drei Teilnehmer jede Rolle einmal gespielt haben. Danach wird über die Erfahrung gesprochen.

2.) Sammeln von eigenen Erfahrungen:
a. Führen von Gesprächen mit einem Menschen, der das systematische Zuhören praktizieren kann.

b. Üben von systematischem Zuhören im Alltag.
(Übungen # 1 und 2 aus: Weber, 1994, S. 63- 65)

3.) Zwei Teilnehmer führen kurze Gespräche. Was auch immer der eine Teilnehmer sagt, der zweite reagiert ein paar Minuten nur auf der Sachebene, danach hört er jeweils nacheinander auf den anderen drei Ohren und reagiert entsprechend.

3. Sei selektiv und authentisch.

Ein Arzt sollte dem Patienten gegenüber keine Fassade aufbauen, sondern einfach sich selber sein. Dann spürt auch der Patient, daß er sich mit all seinen Unzulänglichkeiten dem Arzt öffnen kann. Ruth Cohn spricht in diesem Zusammenhang von „selektiver Authentizität". Dieses bedeutet, daß alles, was man ausdrückt echt sein sollte, aber, daß man nicht alles was man fühlt immer und zu jeder Zeit auch aussprechen sollte. Viele Menschen meinen, wenn sie sich so geben wie sie wirklich sind, sie von anderen abgelehnt werden. Das Gegenteil stellen sie meistens aber fest, wenn sie wirklich ihre Unzulänglichkeiten preisgeben. Sie kommen anderen Menschen sogar näher.

Ruth Cohn hat einige Hilfsregeln aufgestellt, die Personen helfen sollen authentischer zu sein:

- Vertritt dich selbst in deinen Aussagen; sprich per „ich" und nicht per „wir" oder „man".
- Wenn du eine Frage stellst, sage, warum du fragst und was deine Frage für dich bedeutet.
- Halte dich mit Interpretationen so lange wie möglich zurück. Sprich statt dessen deine persönliche Reaktion aus (aus Fittkau, 1982, S. 289).

4. Verständlichkeit hat 4 Aspekte (Hamburger Verständlichkeitskonzept)

Damit ein Vortrag oder ein Text vom Empfänger gut verstanden wird, sollten vier Dinge im Auge behalten werden. Diese vier Dimensionen sind: Einfachheit, Gliederung/Ordnung, Kürze/Prägnanz, zusätzliche Stimulans. Ein Vortrag sollte einfach verstanden werden und kurze Sätze haben. Fremdwörter sollten wenn möglich vermieden werden. Der Aufbau sollte gegliedert sein, also eine gewisse Ordnung beinhalten, übersichtlich und folgerichtig sein. Die Information sollte kurz und prägnant sein. Zusätzlich sollte etwas Anregendes dabei sein, etwas Stimulans.

Übung: Übung in verständlicher Informationsvermittlung

Der Arzt sollte eigene Texte und Gespräche immer wieder unter den obigen Gesichtspunkten hin analysieren. Man kann auch mit einer Dimension anfangen und arbeitet sich langsam durch die vier hindurch.

5. Die Beziehungsbotschaft

Für das Arzt-Patienten-Gespräch ist es sehr wichtig, wie der Arzt den Patienten anspricht. Dadurch, kommt zum Ausdruck, was er von ihm hält, ob er ihn als vollwertige Person achtet oder als minderwertig und herabsetzt (Fittkau, 1982, S.296). Der Arzt handelt zwischen den Dimensionen „Wertschätzung vs. Geringschätzung" und „Entscheidungsfreiheit vs. Lenkung/Bevormundung".

6. Sach- und Beziehungsebene nicht verwechseln.

In Gesprächen wird vieles zwischen den Zeilen ausgedrückt. Menschen sind für so etwas besonders sensibel. Oftmals sind Störungen des Gesprächsverlaufs die Folge. Dabei wird sehr häufig die Sach- mit der Beziehungsebene verwechselt. Daraus resultiert oft ein Beziehungsstreit.

Übungen für die Sensibilisierung des Beziehungsgeschehens:

1.) Man sollte als allererstes das Beziehungsgeschehen sensibilisieren. Nach einem Rollenspiel, wo der eine Teilnehmer den Arzt und ein andere den Patienten spielt, stellt man folgende Fragen :

a. Was hast Du inhaltlich aufgenommen vom anderen? und
b. Wie fühltest du dich behandelt durch die Art wie der andere mit dir geredet hat?

2.) Zwei Teilnehmer führen ein Gespräch. Hinter den beiden tritt ein Hintermann, der die Beziehungsbotschaft laut ausspricht, die er durch die Zeilen hört.
(aus Fittkau, 1982, S.301)

7. Manche Appelle sind gegenteils-anfällig (Paradoxien)

Ganz wichtig für Präventionsgespräche ist zu wissen, daß viele gutgemeinte Appelle ihre eigene Wirkung verderben und sogar oft das Gegenteil provozieren (Fittkau, 1982, S.306). Dies ist das große Problem von Appellen. Der Arzt muß also sehr vorsichtig sein, wenn er dem Patienten Dinge und Handlungsweisen „verschreibt", die sehr wichtig für seine Gesundheit sind. Eine Handlung ändert nämlich ihre psychologische Qualität, wenn sie appellgemäß erfolgt (dito).

Dadurch ergibt sich:

8. Wünsche offen äußern.

Der offene Appellstil ist hierbei sehr wichtig. Man sollte einer anderen Person nicht Dinge befehlen, sondern seine Wünsche äußern. Dabei läßt man dem Partner noch Spielraum und Freiheit. Er kann selbst entscheiden ob er den Appell annimmt oder nicht.

Übung für Metakommunikation:

Nach dem nächsten Gespräch mit einem Patienten sollte sich der Arzt folgendes fragen:

Wie habe ich mich gefühlt während des Gesprächs? Was waren die Auslöser für diese Gefühle? War ich mir darüber im klaren, was mein Anliegen, meine „Botschaft" war? Habe ich sie vermitteln können? Was hätte ich im „Klartext" am liebsten sagen mögen? Was hat mich daran gehindert? (aus Schulz von Thun, 1989, S.94).

L Literaturverzeichnis

Amthauer, R. (1970). Intelligenz-Struktur-Test. (IST-70). Göttingen: Hogrefe.

Antonovsky, A. (1979). Health, Stress and Coping. San Francisco: Jossey Bass.

Antonovsky, A. (1987). Unrevaling the Mystery of Health. San Francisco: Jossey Bass.

Aust, B., Peter, R. & Siegrist, J. (1996). Gesundheitsförderung im Dienstleistungsbereich. Vortrag beim Kongress DGMS/DGMP, 29.-31.5. 1996, Leipzig.

Barker, R. G. (1965). Explorations in ecological psychology. American Psychologist, 20, 1-14.

Barker, R. G. & Gump, P. V. (1964). Big School, Small School. Stanford: Stanford University Press.

Barker, R. G. & Wright, H. F. (1949). Psychological ecology and the problem of psychosocial development. Child Development, 20, 131-143.

Barker, R. G. & Wright, H. F. (1955). Midwest and its children. Evanston, Ill.: Row, Peterson.

Barth, J. & Bengel, J. (1996). Furchtappellforschung: Stand der Forschung und Konsequenzen für die Entwicklung präventiver Informationen. Vortrag beim Kongress DGMS/DGMP 29.-31.5. 1996, Leipzig.

Bastine, R. (1990). Klinische Psychologie. Stuttgart: Kohlhammer.

Basler, H. D. & Kröner-Herwig, B. (1995). Psychologische Therapie bei Kopf- und Rückenschmerzen - Ein Schmerzbewältigungsprogramm zur Gruppen- und Einzeltherapie. München: Quintessenz.

Bickman, L. (1987). The functions of program theory. In: Bickmann, L. (Ed.) Using program theory in evaluation. New Directions for Program Evaluation, 47. San Francisco: Jossey Bass.

Bickman, L. (Ed.) (1990). Advances in program theory. New Directions for Program Evaluation, 47. San Francisco: Jossey Bass.

Borg, J. (1986). Facettentheorie: Prinzipien und Beispiele. Psychologische Rundschau, 37, 121-137.

Bronfenbrenner, U. (1981). Die Ökologie der menschlichen Entwicklung. Stuttgart: Klett.

Brown, G. W. & Harris, T. O. (1978). The social origins of depression: A study of psychiatric disorders in women. London: Tavistock.

Bühringer, G. & Hahlweg, K. (1986). Kosten-Nutzen Aspekte psychologischer Behandlung. Psychologische Rundschau, 37, 1-19.

Campbell, J. P. (1971). Personnel training and development. Annual Review of Psychology, 22, 565-602.

Campbell, D. T. (1974). Qualitative knowing in action research. Presented at Ann. Meet. Am. Psychol. Assoc., 82nd, New Orleans.

Campbell, S. K. (1987). On the importance of beeing earnest about measurement, OR, How can we be sure that what we know is true? Physical Therapy, 67, 1831-1833.

Caplan, G. & Grunebaum, H. (1967). Perspectives on primary prevention. A review. Archives in Genetic Psychiatry, 17, 331-346.

Carter, B. D., Bendell, D. & Matarazzo, J. (1985). Focus on preventive child health behavior. In: Zeiner et al. (1985). Health Psychology. New York: Plenum Press.

Catell, R. B. (1972). Grundintelligenztest Skala 2 (CFT 2).

Chen, H. & Rossi, P. H. (1980). The multi-goal, theory-driven approach to evaluation: A model linking basic and applied social science. Social Forces, 59, 106-122.

Chen, H. & Rossi, P. H. (1983). Evaluating with sense. Evaluation Review, 7, 283-302.

Chen, H. & Rossi, P. H. (1987). The theory-driven approach to validity. Evaluation and Program Planning, 10, 95-103.

Cook, T. D. (1979). Qualitative and quantitative methods in evaluation research. London: Sage.

Cowen, E. L. (1983). Primary prevention in mental health: Past, present, and future. In: Felmer, R. D. et al. (Eds.). Preventive Psychology. New York: Pergamon Press.

Dorsch, F. (Hrsg.) (1987). Psychologisches Wörterbuch. Bern, Stuttgart, Toronto: Hans Huber.

Durwen, H. F. (1995). Der Arzt als Kommunikator. Communication, 20, 1, 371-381.

Fahrenberg, J. (1984). Freiburger Persönlichkeits-Inventar, rev. Fassung (FPI-R). Göttingen: Hogrefe.

Fishbein, M. & Ajzen, I. (1972). Attitudes and opinions. Anual Review of Psychology, 23, 487-544.

Fittkau, B., Müller-Wolf, H.-M. & Schulz v. Thun, F. (1982). Kommunizieren lernen (und umlernen). Braunschweig: Westermann.

Franke, B., Brühne-Scharlau, C. & Zielke, M. (1988). Manuel der Ärztlichen Fortbildung zum Modellversuch. In: Bengel, J., Koch, U. & Brühne-Scharlau, C. (Hrsg.). Gesundheitsberatung durch Ärzte. Ergebniss eines Modellversuchs in Hamburg und in der Pfalz. Köln: Deutscher Ärzte Verlag.

Fricke, R. & Treinies, G. (1985). Einführung in die Metaanalyse. Bern: Huber.

Gärtner, K. (1978). Was ist Allgemeinmedizin? Allgemeinmedizin international - General Practice international, 2, 61-64.

Gagne, R. M. (ED.) (1967). Learning and individual differences. Columbus, Ohio: Merril.

Glass, G. V. & Ellet, F. S. (1980). Evaluation research. Annual Review of Psychology, 31, 211-228.

Glueckauf, R. L., Sechrest, L. B., Bond, G. R. & Mc Donel, E. C. (Eds.) (1993). Improving Assessment in Rehabilitation and Health. Newbury Park: Sage.

Goldstein, I. L. (1980). Training in work organizations. Annual Review of Psychology, 1980, 31, 229-272.

Guilford, J. P. (1956). The structure of intellect. Psychological Bulletin, 53.

Hammonds, B. L. & Scheirer, C.J. (1984). Psychology and Health. Washington: American Psychological Association.

Helmreich, R., Bakeman, R. & Radloff, R. (1973). The life history questionnaire as a predictor of performance in navy diver training. Journal of Applied Psychology, 57, 148-153.

Hogg, M. A. & Abrams, D. (1988). Social Identifications. London: Routledge.

Holms, T. H. & Rahe, R. H. (1967). The social readjustment rating scale. Journal of Psychosomatic Research, 11, 213-218.

Horn, W. (1962). Das Leistungsprüfsystem (L-P-S). Göttingen: Hogrefe.

Hurrelmann, K. (1988). Sozialisation und Gesundheit. Weinheim: Juventa-Verlag.

Hurrelmann, K. & Laaser, U., (Hrsg.) (1993). Gesundheitswissenschaften. Weinheim: Beltz Verlag.

Kallus, K. W. (1991). Erholungs-Belastungs-Fragebogen (EBF). Kurzbeschreibung und Handanweisung. Unveröffentlichtes Manuskipt. Universität Würzburg.

Kallus, K. W. (1992). Ausgangszustand und Beanspruchung. Weinheim: PVU.

Kaminski, G. (1956). Das Bild vom Anderen. Berlin.

Kaminski, G. (1962). Die Beurteilung unserer Mitmenschen als Prozeß. In: Ber. 23. Kongress Dt. Ges. Psychologie (Würzburg), hg. v. G. Lienert. Göttingen, 1963, 51-67.

Kaminski, G. (1970). Verhaltenstheorie und Verhaltensmodifikation. Stuttgart: Klett.

Kaminski, G. (1986). Ordnung und Variabilität im Alltagsgeschehen. Göttingen: Hogrefe.

Kaminski, G. (1987). Cognitive bases of situation processing and behaviour-setting participation. In: Semmin, G.R. & Krahe, B. (Hrsg.). Issues in Contemporary German Social Psychology. P. 218-240. London: Sage.

Kaminski, G. & Osterkamp, U. (1962). Untersuchung über die Topologie sozialer Handlungsfelder. Zeitschrift für experimentelle und angewandte Psychologie, 91, 417-451.

Keck, M., Budde, H.-G. & Keck, B. (1996). Möglichkeiten und Ergebnisse eines teilstationären kardiovaskulären Präventionsprogramms. Zeitschrift für Kardiologie und Angiologie in Klinik und Praxis, 28, 95-98.

Kolb, M. & Lames, M. (1994). Das Projekt 'Gesund & Bewegt'. Institut für Sport und Sportwissenschaften, Christian-Albrechts-Universität zu Kiel. unveröffentlichte Manuskripte.

Kristein, M. M., Arnold, C. B. & Wynder, E. L. (1977). Health economics and preventive care. Science, 195, 457-462.

Kröner-Herwig, B., Frettlöh, J. & Fritsche, G. (1995). Möglichkeiten sekundärpräventiver Strategien bei Kopf- und Rückenschmerz: Ein Versuch der Umsetzung in die Praxis. Psychomed 7, 178-184.

Laaser, U., Hurrelmann, K. & Wolters, P. (1993). Prävention, Gesundheitsförderung und Gesundheitserziehung. In: Hurrelmann, K. & Laaser, U.(Hrsg.). Gesundheitswissenschaften. Weinheim: Beltz Verlag.

Lazarus, R. S. (1966). Psychological stress and the coping process. New York: McGraw-Hill.

Lazarus, R. S. & Averill, J. R. (1972). Emotion and cognition: With special reference to anxiety. In: Spielberger, C. D. (Hrsg.) Anxiety: Current trends in theory and research. Vol.II. New York: Academic Press.

Leventhal, H., Singer, R. & Jones, S. (1965). Effects of fear and specificity of recommendation upon attitudes and behavior. Journal of Personality and Social Psychology, Vol.2, No. 1, 20-29.

Leventhal, H., & Watts, J. C. (1965). Sources of resistance to fear-arousing communications on smoking and lung cancer. Journal of Personality, 34, 155-175.

Levine, M. (1974). Scientific method and the adversary model: some preliminary thoughts. American Psychologist, 29, 661-667.

Lewin, K. (1943). Forces behind food habits and methods of change. Bulletin of the national research council, 108, 35-65.

Lewin, K.(1947). Group decisions and social change. In: Newcomb, T.M. & Hartley, E.L. (Eds.). Readings in social Psychology. New York: Holt.

Lewin, K. (1963). Feldtheorie in den Sozialwissenschaften. Bern: Huber.

Lewin, K. (1969). Grundzüge der topologischen Psychologie. Bern: Huber.

Linton, S. J. (1987). Chronic Pain: The case for prevention. Behavior Research and Therapy, 25, 313-317.

Matarazzo, J. D. (1982). Behavioral health's challenge to academic, scientific, and professional psychology. American Psychologist, 37, 1-14.

Matarazzo, J. D. (1984). Behavioral immunogens and pathogens in health and illness. In: Hammonds & Scheirer (1984). Psychology and health. Washington, D.C.: American Psychological Association.

McGehee, W. & Tullar, W. L. (1978). A note on evaluating behavior modification and behavior modeling as industrial training techniques, Personnel Psychology, 31, 477-484.

Oesingmann, U. (1995). Gesundheitsvorsorge in der Verantwortung des Arztes. Communications, 20, 359-364.

Olson, R. A., Zimmerman, J. & Reyes de la Rocha, S. (1985). Medical adherence in pediatric populations. In: Zeiner et al. (Hrsg.). Health Psychology. New York: Plenum Press.

Pervin, L. A. (1981). Persönlichkeitspsychologie in Kontroversen. München: Urban & Schwarzenberg.

Rossi, P. H. (1978). Issues in the evaluation of human services delivery. Evaluation Quarterly, 2, 573-599.

Rossi, P. H., Freeman, H.E. (1985). Evaluation. A systematic appraoch. Beverly Hills: Sage.

Rossi, P. H., Freeman, H.E. & Hofmann, G. (1988). Programm-Evaluation. Stuttgart: Enke Verlag.

Saldern, M. v. (1986). Mehrebenenanalyse. Weinheim: Psychologie Verlags Union.

Sarason, I. G., Levine, H., Basham, R. B. & Sarason, B. (1983). Assessing social support: The social support questionnaire. Journal of Personality & Social Psychology, 44,127-139.

Schmale, H. (1995). Psychologie der Arbeit. Stuttgart: Klett Cotta.

Schulz von Thun, F. (1989). Miteinander Reden 1. Reinbeck: Rowohlt.

Schwartz, F. W. (1993). Evaluation und Qualitätssicherung im Gesundheitswesen. In: Hurrelmann, K. & Laaser, U. (Hrsg.). Gesundheitswissenschaften. Weinheim: Beltz.

Schwartz, G. E. & Weiss, S. M. (1978). Yale Conference on behavioral medicine: A proposed definition and statement of goals. Journal of Behavioral Medicine, 1, 3-12.

Selye, H. (1956). The stress of life. New York: McGraw-Hill.

Sturm, E. (1983). Renaissance des Hausarztes. Springer: Berlin.

Thompson, M. S., Cohen, A. B. & Fortress, E. E. (1981). Evaluation of Diagnostic Procedures. Evaluation and Program Planning, 4, 385-396.

Traue, H. C. (1986). Behavioral Medicine - Verhaltensmedizin. Psychologische Rundschau, 37, 195-208.

Trojan, A. & Stumm, B. (1992). Gesundheit fördern statt kontrollieren. Frankfurt am Main: Fischer Taschenbuch Verlag.

Troschke, v. J. (1993). Gesundheits- und Krankheitsverhalten. In: Hurrelmann, K. & Laaser, U. (Hrsg.). Gesundheitswissenschaften. Weinheim: Beltz Verlag.

Tuckett, D. A., Boulton, M. & Olson, C. (1985). A new approach to the measurement of patients understanding of what they are told in medical consultations. Journal of Health and Social Behavior, 26, 27-38.

Vogt, I. (1993). Psychologische Grundlagen der Gesundheitswissenschaften. In: Hurrelmann, K. & Laaser, U. (Hrsg.). Gesundheitswissenschaften. Weinheim: Beltz Verlag.

Wagner, S. H. (1994). Empirische Untersuchung zu Belastungsfaktoren bei Krankenpflegekräften im Mehrebenenmodell unter Einbeziehung arbeits- und umweltpsychologischer Ansätze. Unveröffentlichte Diplomarbeit im Fach Psychologie der Universität Würzburg.

Weber, W. (1994). Wege zum helfenden Gespräch. München: Ernst Reinhardt Verlag.

Weidenmann, B. & Krapp, A. (Hrsg.) (1986). Pädagogische Psychologie. München: Psychologie Verlags Union.

Weiner, B. (Hrsg.) (1974). Achievement motivation and attribution theory. Morristown: General Learning Press.

Weinert, A. B. (1987). Lehrbuch der Organisationspsychologie (2. Aufl.). München: Psychologie Verlags Union.

Weiss, C. H. (1974). Evaluierungsforschung. Methoden zur Einschätzung von sozialen Reformprogrammen. Opladen: Westdeutscher Verlag GmbH.

Wick, A. (1993). Über die Bedeutung von diagnostischen Aspekten der Allgemeinpraxis. Schweizerische Rundschau Med. (Praxis), 82, 68-81.

Wicker, A. W. (1979). Ecological Psychology. American Psychologist, 34, 755-765.

Wittmann, W. W. (1985). Evaluationsforschung. Berlin: Springer.

Wottowa, H. & Thirau, H. (1990). Lehrbuch Evaluation. Bern.

Zeiner, A. R. (1985). Cognitive aspects of illness and health. In: Zeiner et al.(Eds.) Health Psychology. New York: Plenum Press.

Zeiner, A. R., Bendell, D. & Walker, C. E. (Eds.) (1985). Health Psychology. New York: Plenum Press.

M Anhang

Anhang 1 Fragebogen

Anhang 2 Interview

Fragebogen über den Erfolg von Gesundheitspräventionsmaßnahmen

Alles zutreffende bitte ankreuzen:

I. Was sind ihrer Meinung nach die Ursachen für den Erfolg oder Mißerfolg präventiver Maßnahmen?

A. Individuelle Faktoren des Patienten

1.) Motivation

a. "Die Motivation des Patienten Schmerzen zu vermeiden."

    ja   nein

b. "Die Motivation des Patienten gesund zu bleiben."

    ja   nein

c. "Die Motivation des Patienten seine Leistungsfähigkeit zu erhalten."

    ja   nein

d. "Die allgemeine Leistungsorientierung des Patienten."

    ja   nein

2. Persönlichkeit

a. "Die interindividuellen Unterschiede der Patienten."

    ja   nein

b. "Die Ängstlichkeit der Patienten."

    ja   nein

c. "Das allgemeine Selbstvertrauen der Patienten."

    ja   nein

3. Streßgeschehen

a. "Der Umgang des Patienten mit Streß."

    ja   nein

b. "Die Menge des Streßgeschehens im Leben des Patienten."

    ja   nein

Bewältigungsmechanismen

c. "Der Patient hat keine ausreichenden Bewältigungsmechanismen vorhanden."

    ja   nein

d. "Der Umgang des Patienten mit Stressoren."

    ja   nein

e. "Umfang von Erholungsphasen."

    ja   nein

Kritische Lebensereignisse

f. "Die Menge an kritischen Lebensereignissen (z.B. Scheidung) in den letzten Jahren."

    ja   nein

g. "Der Effekt dieser Ereignisse für die Person."

    ja   nein

4. Subjektive Krankheitstheorien

a. "Das Gesundheitsbewußtsein des Patienten."

    ja   nein

b. "Die Einstufung der Gefährlichkeit bestimmter Krankheiten."

    ja   nein

c. "Der Glaube, daß eine Krankheit verhindert werden kann."

    ja   nein

d. "Der Krankheitsgewinn einer Krankheit für den Patienten."

    ja   nein

Gesundheitszustand

e. "Der allgemeine Gesundheitszustand des Patienten."

    ja   nein

f. "Das Auftreten von neuen Symptomen."

    ja   nein

Krankheitserfahrung

g. "Die Anzahl an vorherigen ernsthaften Erkrankungen."

    ja   nein

h. "Die Erfahrung mit Krankheitsvorbeugung."

    ja   nein

5. Allgemeine persönliche Daten

Lebensweise

a. "Umgang mit Risikofaktoren."

    ja   nein

b. "Gesunde Ernährung."

    ja   nein

c. "Sport treiben."

    ja   nein

d. **Biographische Daten**

Alter	ja	nein
Geschlecht	ja	nein
Beruf	ja	nein
Einkommen	ja	nein
Bildung	ja	nein
Familienstand	ja	nein

Anspruchsniveau

e. "Der Anspruch des Patienten an sich selbst."

    ja   nein

f. "Die Ziele die ein Patient sich selbst steckt."

    ja   nein

6. Intelligenz

a. "Die Kompetenz eines Patienten sich mit einer Maßnahme auseinanderzusetzen."

    ja   nein

b. "Die Fähigkeit des Patienten sich in neuartigen Situationen zurechtzufinden."

    ja   nein

B. Umweltfaktoren

1. Soziales Netzwerk

a. "Die soziale Eingebundenheit des Patienten."

    ja   nein

b. "Die familiäre Situation (z.B. verheiratet) des Patienten."

    ja   nein

2. Gruppenzugehörigkeit

Freundeskreis

a. "Die Eingebundenheit in einen Freundeskreis."

    ja   nein

b. "Der Umgang mit Risikofaktoren im Freundeskreis."

    ja   nein

c. "Das unterschiedliche Rollenverhalten in verschiedenen Gruppen."

    ja   nein

3. Lebensbedingungen

a. "Die allgemeinen Lebensbedingungen des Patienten."

    ja   nein

b. "Die Freizeitmöglichkeiten des Patienten."

    ja   nein

c. "Die allgemeine Wohnsituation des Patienten."

    ja   nein

d. "Das Leben in der Stadt oder auf dem Land."

    ja   nein

Arbeitsplatz

e. "Das allgemeine Arbeitsumfeld des Patienten."

    ja   nein

f. "Schreibtischtätigkeit oder Fabrikarbeit."

    ja   nein

g. "Der Umgang mit den Kollegen."

    ja   nein

h. "Die Gesundheitsrisiken am Arbeitsplatz."

    ja   nein

i. "Anstehende Veränderungen im Betrieb."

    ja   nein

j. "Die Sicherheit des Arbeitsplatzes."

    ja   nein

C. *Sonstige Ursachen*

a. Zeitfaktor in der Praxis

    ja   nein

b. Kosten der Prävention für den Patienten

    ja   nein

c. Wartezeiten beim Arztbesuch

    ja   nein

d. Kommunikationsstil des Arztes

    ja   nein

e. Persönlichkeit des Arztes

    ja   nein

f. Kompetenz des Arztes

    ja   nein

g. Gesprächsstil des Arztes

    ja   nein

D. *Krankheitsspezifische Ursachen:*

_____

_____

_____

_____

_____

_____

II. Was machen Sie im Gespräch mit Ihrem Patienten um Compliance, Einwilligung bezüglich der Prävention zu erhöhen?

Wissensvermittlung über Krankheitsentstehung

Einblick in schwere Krankheitsverläufe geben

Druck

Lob für schon Geleistetes

Maßnahme bei jedem Besuch immer wieder ansprechen

Erklärung über die Notwendigkeit der Maßnahme

Schriftliche Information

Selbstbeobachtung (Protokolle)

III. Wieviel Einfluß hat die Prävention auf den Heilungserfolg?

keinen   wenig   mäßigen   viel   sehr viel

IV. Bei welchen Krankheiten, Krankheitsgruppen hat die Prävention den größten Erfolg? (Rangreihe)

Herz-Kreislauferkrankungen

Magen-Darmerkrankungen

Krebs

Gewebeerkrankungen

Rheumatische Erkrankungen

Wirbelsäulen Erkrankungen

Diabetes

V. Wie sehen Ihre erfolgreichsten Präventionsgespräche aus?

_____

_____

_____

_____

_____

_____

_____

_____

VI. Was war dabei der wichtigste Erfolgsfaktor?

_____

_____

_____

_____

VII. Gehen Sie auf die Individualität eines jeden Patienten ein?

    niemals   selten   manchmal   oft   immer

VIII. Wie richten Sie die Prävention im Gespräch individuell auf den Patienten aus?

_____

_____

_____

_____

_____

_____

_____

IX. Geben Sie Ihren Patienten Hinweise für eine gesunde Lebensführung?

        ja   nein

X. Sprechen Sie darüber, ob dies eingehalten wird oder nicht?

        ja   nein

XI. Bauen Sie dies in den Behandlungsplan ein?

        ja   nein

XII. Beziehen Sie den Patienten explizit in die Behandlung mit ein (Lebensführung etc.)?

        ja   nein

XIII. Finden Sie es eine Verbesserung, daß Sie jetzt Gespräche abrechnen können?

        ja   nein

XIV. Werden Sie im Rahmen Ihrer Fortbildung an Gesprächsschulungen teilnehmen?

        ja   nein

Vielen Dank für Ihre Mithilfe!

Interview zur Gesundheitsprävention

Ab dem 1. Januar, 1996 besteht die Möglichkeit für Ärzte Gespräche direkt abzurechnen. Diese Veränderung im Abrechnungsmodus kann zur Verbesserung des Arzt-Patienten Verhältnis führen, und neue Chancen für den Behandlungserfolg bieten. Dieses spielt besonders für die Prävention eine Rolle, denn das Gespräch ist für die Prävention von immanenter Wichtigkeit.

Im Rahmen meiner Promotion suche ich Informationen wie Prävention üblicherweise in der medizinischen Praxis gehandhabt wird.

Patienten willigen oft in für sie notwendige präventive Maßnahmen nicht ein und befolgen diese nicht konsequent. Auch ist nicht jeder Patient gleich empfänglich für präventive Maßnahmen. Es ist daher nicht einfach, Patienten präventive Maßnahmen näher zubringen.

I. Was sind ihrer Meinung nach die Ursachen für den Erfolg oder Mißerfolg präventiver Maßnahmen?

A. Individuelle Faktoren des Patienten

1. Spielt die Motivation des Patienten eine Rolle für den Erfolg oder Mißerfolg einer präventiven Maßnahme?

    ja   nein

a. "Die Motivation des Patienten Schmerzen zu vermeiden."

    ja   nein

b. "Die Motivation des Patienten gesund zu bleiben."

    ja   nein

c. "Die Motivation des Patienten seine Leistungsfähigkeit zu erhalten."

    ja   nein

d. "Die allgemeine Leistungsorientierung des Patienten."

    ja   nein

2. **Spielt die Persönlichkeit des Patienten eine Rolle für den Erfolg oder Mißerfolg eine präventiven Maßnahme?**

    ja   nein

a. "Die interindividuellen Unterschiede der Patienten."

    ja   nein

b. "Die Ängstlichkeit der Patienten."

    ja   nein

c. "Das allgemeine Selbstvertrauen der Patienten."

    ja   nein

3. **Spielt das Streßgeschehen eines Patienten eine Rolle für den Erfolg oder Mißerfolg einer präventiven Maßnahme?**

    ja   nein

a. "Der Umgang des Patienten mit Streß."

    ja   nein

b. "Die Menge des Streßgeschehens im Leben des Patienten."

    ja   nein

c. "Die Bewertung von Belastungen"

    ja   nein

Bewältigungsmechanismen

d. "Der Patient hat keine ausreichenden Bewältigungsmechanismen vorhanden."

    ja   nein

e. "Der Umgang des Patienten mit Stressoren."

    ja   nein

f. "Umfang von Erholungsphasen."

    ja   nein

Kritische Lebensereignisse

g. "Die Menge an kritischen Lebensereignissen (z.B. Scheidung) in den letzten Jahren."

    ja   nein

h. "Der Effekt dieser Ereignisse für die Person."

    ja   nein

4. Spielen subjektive Krankheitstheorien eine Rolle für den Erfolg oder Mißerfolg präventiver Maßnahmen?

    ja   nein

a. "Das Gesundheitsbewußtsein des Patienten."

    ja   nein

b. "Die Einstufung der Gefährlichkeit bestimmter Krankheiten."

    ja   nein

c. "Der Glaube, daß eine Krankheit verhindert werden kann."

    ja   nein

d. "Der Krankheitsgewinn einer Krankheit für den Patienten."

    ja   nein

e. "Die Wahrnehmung des eigenen Körpers."

    ja   nein

f. "Das Bild (mental picture), welches der Patient von sich selber hat."

    ja   nein

Gesundheitszustand

g. "Der allgemeine Gesundheitszustand des Patienten."

    ja   nein

h. "Das Auftreten von neuen Symptomen."

    ja   nein

Krankheitserfahrung

i. "Die Anzahl an vorherigen ernsthaften Erkrankungen."

    ja   nein

j. "Die Erfahrung mit Krankheitsvorbeugung."

    ja   nein

5. Spielen allgemeine persönliche Daten des Patienten eine Rolle für den Erfolg oder Mißerfolg präventiver Maßnahmen?

    ja   nein

Lebensweise

a. "Umgang mit Risikofaktoren."

    ja   nein

b. "Gesunde Ernährung."

    ja   nein

c. "Sport treiben."

    ja   nein

d. **Biographische Daten**

Alter	ja	nein
Geschlecht	ja	nein
Beruf	ja	nein
Einkommen	ja	nein
Bildung	ja	nein
Familienstand	ja	nein

Anspruchsniveau

e. "Der Anspruch des Patienten an sich selbst."

    ja   nein

f. "Die Ziele die ein Patient sich selbst steckt."

    ja   nein

6. **Spielt die Intelligenz des Patienten eine Rolle für den Erfolg oder Mißerfolg präventiver Maßnahmen?**

    ja   nein

a. "Die Kompetenz eines Patienten sich intellektuell mit einer Maßnahme auseinanderzusetzen

    ja   nein

b. "Die Kompetenz eine Maßnahme verhaltensmäßig umzusetzen."

ja   nein

c. "Die Kompetenz emotional mit der Maßnahme umzugehen."

ja   nein

d. "Die Fähigkeit des Patienten sich in neuartigen Situationen zurechtzufinden."

ja   nein

B. *Umweltfaktoren*

1. Spielt das Soziale Netzwerk des Patienten eine Rolle für den Erfolg oder Mißerfolg präventiver Maßnahmen?

ja   nein

a. "Die soziale Eingebundenheit des Patienten."

ja   nein

b. "Die familiäre Situation (z.B. verheiratet) des Patienten."

ja   nein

2. Spielt die Gruppenzugehörigkeit des Patienten eine Rolle für den Erfolg oder Mißerfolg präventiver Maßnahmen?

ja   nein

Freundeskreis

a. "Die Eingebundenheit in einen Freundeskreis."

    ja   nein

b. "Der Umgang mit Risikofaktoren im Freundeskreis."

    ja   nein

c. "Das unterschiedliche Rollenverhalten in verschiedenen Gruppen."

    ja   nein

3. Spielt die ökologische Umwelt eine Rolle für den Erfolg oder Mißerfolg präventiver Maßnahmen?

    ja   nein

4. Spielen die Lebensbedingungen des Patienten eine Rolle für den Erfolg oder Mißerfolg präventiver Maßnahmen?

    ja   nein

a. "Die allgemeinen Lebensbedingungen des Patienten."

    ja   nein

b. "Die Freizeitmöglichkeiten des Patienten."

    ja   nein

Wohnsituation

c. "Die allgemeine Wohnsituation des Patienten."

    ja   nein

Lebensumfeld

d. "Das Leben in der Stadt oder auf dem Land."

    ja   nein

Arbeitsplatz

e. "Das allgemeine Arbeitsumfeld des Patienten."

    ja   nein

f. "Schreibtischtätigkeit oder Fabrikarbeit."

    ja   ein

g. "Der Umgang mit den Kollegen."

    ja   nein

h. "Die Gesundheitsrisiken am Arbeitsplatz."

    ja   nein

i. "Anstehende Veränderungen im Betrieb."

    ja   nein

j. "Die Sicherheit des Arbeitsplatzes."

      ja   nein

C. Sonstige Ursachen

a. Zeitfaktor in der Praxis

      ja   nein

b. Kosten der Prävention für den Patienten

      ja   nein

c. Wartezeiten beim Arztbesuch

      ja   nein

d. Kommunikationsstil des Arztes

      ja   nein

e. Persönlichkeit des Arztes

      ja   nein

f. Kompetenz des Arztes

      ja   nein

g. Gesprächsstil des Arztes

      ja   nein

D. Krankheitsspezifische Ursachen:

Können Sie mir in Bezug auf das Erfolgreichsein von präventiven Maßnahmen krankheitsspezifische Ursachen nennen:

_____

_____

_____

_____

_____

_____

II. Was machen Sie im Gespräch mit Ihrem Patienten um Compliance, Einwilligung bezüglich der Prävention zu erhöhen?

Wissensvermittlung über Krankheitsentstehung

Einblick in schwere Krankheitsverläufe geben

Druck

Lob für schon Geleistetes

Maßnahme bei jedem Besuch immer wieder ansprechen

Erklärung über die Notwendigkeit der Maßnahme

Schriftliche Information

Selbstbeobachtung (Protokolle)

III. Wieviel Einfluß hat die Prävention auf den Heilungserfolg?

keinen   wenig   mäßigen   viel   sehr viel

IV. Bei welchen Krankheiten, Krankheitsgruppen hat die Prävention den größten Erfolg? (Rangreihe)

Herz-Kreislauferkrankungen

Magen-Darmerkrankungen

Krebs

Gewebeerkrankungen

Rheumatische Erkrankungen

Wirbelsäulen Erkrankungen

Diabetes

V. Wie sehen Ihre erfolgreichsten Präventionsgespräche aus?

_____

_____

_____

_____

_____

VI. Was war dabei der wichtigste Erfolgsfaktor?

_____

_____

_____

_____

_____

VII. Gehen Sie auf die Individualität eines jeden Patienten ein?

niemals   selten   manchmal   oft   immer

VIII. Wie richten Sie die Prävention im Gespräch individuell auf den Patienten aus?

_____

_____

_____

_____

_____

_____

_____

IX. Geben Sie Ihren Patienten Hinweise für eine gesunde Lebensführung?

       ja   nein

X. Sprechen Sie darüber, ob dies eingehalten wird oder nicht?

       ja   nein

XI. Bauen Sie dies in den Behandlungsplan ein?

       ja   nein

XII. Beziehen Sie den Patienten explizit in die Behandlung mit ein (Lebensführung etc.)?

       ja   nein

XIII. Finden Sie es eine Verbesserung, daß Sie jetzt Gespräche abrechnen können?

       ja   nein

XIV. Werden Sie im Rahmen Ihrer Fortbildung an Gesprächsschulungen teilnehmen?

       ja   nein

Danke für Ihre Mitarbeit!

Dieter Olbrich / Reinhard Plassmann (Hrsg.)

Psychosomatische Rehabilitation und Sozialmedizin

Frankfurt/M., Berlin, Bern, New York, Paris, Wien, 1997.
210 S., zahlr. Abb. u. Tab.
ISBN 3-631-31866-9 · br. DM 65.–*

Der Anteil sozialmedizinischer Problempatienten in psychosomatischen Rehabilitationskliniken liegt derzeit zwischen 30% und 50%. Den Kern des Sammelbands bilden die Beiträge eines Workshops zu dieser Thematik. Nach einem Kapitel über Grundlagen zu sozialmedizinischen Themen folgen Beiträge, die sich mit der Diagnostik sozialmedizinischer Problempatienten aus unterschiedlichen Blickwinkeln beschäftigen. Die Beiträge über Therapieansätze stellen konkrete Projekte dar, deren gemeinsames Anliegen die Integration von Sozialmedizin in die stationäre psychosomatische Rehabilitation ist. Im abschließenden Kapitel werden verschiedene indikationsspezifische Problemfelder unter sozialmedizinischen Aspekten beleuchtet. Die Bedeutung der sozialmedizinischen Thematik reicht weit über die psychosomatische Rehabilitation hinaus im Sinne einer zukünftigen „integrierten Medizin in der Rehabilitation".

Aus dem Inhalt: Sozialmedizinische Grundbegriffe · Behandlungserwartungen von Leistungsträgern an die Rehabilitation sozialmedizinischer Problempatienten · Zur Nosologie der Rentenkrankheit · Die Sozialmedizingruppe · Sozialmedizinische Probleme bei chronisch schmerzkranken Patienten · Sozialmedizinische Einschätzung in der psychosomatischen Onkologie · Sozialmedizinische Problempatienten in der stationären psychosomatischen Rehabilitation

Frankfurt/M · Berlin · Bern · New York · Paris · Wien
Auslieferung: Verlag Peter Lang AG
Jupiterstr. 15, CH-3000 Bern 15
Telefax (004131) 9402131
*inklusive Mehrwertsteuer
Preisänderungen vorbehalten